LA SALUD EN LA COCINA
Especias medicinales

© Adolfo Pérez Agustí (2016-2023)
ediciones masters@gmail.com

LA SALUD EN LA COCINA
Especias medicinales

Las tenemos tan cerca y se venden en la mayoría de las tiendas de alimentación, que no nos damos cuenta de sus extraordinarias virtudes. Aunque forman parte esencial de la mayoría de las medicinas ancestrales, especialmente la ayurvédica y la chamánica, en occidente se las sigue considerando como elementos culinarios que otorgan un sabor especial a las comidas. Sin embargo, detrás de estas características organolépticas existe un mundo de propiedades terapéuticas que nos motivan a reconsiderar su aplicación, incluyéndolas sin reparo en nuestro botiquín natural.

PRINCIPALES ESPECIAS CON PROPIEDADES TERAPÉUTICAS

AJEDREA
Satureja hortensis

Otros nombres: Ajedrea blanca, Ajedrea común, Ajedrea de jardín, Ajedrea de huerta, Calaminto blanco, Hierba olivera, Saborija, Saturagón, Satureja, Tomillo real, Satureja hortensis.

Botánica:
Dependiendo del clima deberemos escoger la variedad *hortensia* si es cálido y la *montana* si es frío. Si es la *Ajedrea montana* necesitaremos un suelo calizo y pobre, aunque suelto, debiendo sembrarse en la estación cálida en un lugar que le dé el sol, guardando una distancia entre brotes de 20 cm. Pertenece a la familia de las Labiadas, de pequeñas hojas lineales y puntiagudas con flores blancas o rosadas muy perfumadas.

Recolección:
En el momento de la floración y dejando varios centímetros desde el suelo con el fin de permitir un nuevo brote. Se seca al aire y a la sombra, previo oreado breve al sol.

Partes utilizadas:
Se emplean las hojas sin el tallo.
Se utilizan los tallos frescos o la ajedrea seca para condimentar ensaladas, habas, verduras, asados de carne (sobre todo cordero), quesos, embutidos, pescados, salsas y marinadas.

Composición:
Ácidos esenciales con timol y carvacrol, ácidos caféico y rosmarínico,

Usos medicinales:

Aunque esencialmente se la emplea como aromatizante culinario, tiene interesantes propiedades como digestiva, antiespasmódica, antiséptica y afrodisíaca. Es eficaz para eliminar parásitos intestinales y para mejorar la digestión de los alimentos. Corrige la tendencia al vómito, corta suavemente las diarreas tanto por su efecto astringente como por su acción antiséptica, y quita los dolores gástricos. También posee efectos afrodisiacos en ambos sexos, es expectorante en bronquitis y alivia las crisis asmáticas.

A nivel externo interno es antiséptica, fungicida y bactericida, poseyendo cierto efecto para mejorar las defensas orgánicas internamente. Es muy útil en el cansancio, la fatiga mental y la falta de memoria, activando la circulación sanguínea y las glándulas suprarrenales.
Antiséptica, astringente que proporciona calor, de sabor a pimienta.
Corrige la falta de jugos gástricos, así como contra parásitos intestinales, gota, reumatismo, dolencias bronquiales, impotencia, frigidez y meteorismo.

Usos culinarios:
Se usa para dar sabor a embutidos, carnes, sopas y las hojas sirven para condimentar verduras, salchichas, rellenos y platos de carne, formando parte de las hierbas provenzales.
Se recomienda en platos ricos en féculas, facilitando su digestión. Emite un olor más intenso que la planta hortícola (Satureja hortensis).

Se utilizan sus ramas para el adobo de olivas, infusiones, y para macerar vinos y licores.
Para potes con abundantes verduras, asados de tomates y cordero, y, en pequeñas cantidades, en asados con queso.
Por ser muy fuerte el olor, cubre los de otras hierbas, por lo que es recomendable usarla comedidamente.
Se consiguen platos más delicados con la ajedrea fresca.

Sabor:

De sabor fresco, algo amargo y fuerte, es capaz de ocultar el sabor y olor de otras hierbas aromáticas, por lo que se recomienda utilizarla con discreción. El sabor es parecido al orégano y a la pimienta.

Otros usos:

El vinagre de ajedrea da un aroma y un sabor muy especial a las ensaladas y a los pepinillos.

Externamente conserva sus propiedades contra los parásitos de la piel y el pelo. Mejora las enfermedades de la boca y sirve para lavar heridas y úlceras, mejorando la cicatrización e impidiendo que se infecten. Es eficaz para calmar los dolores dentales y curar las amigdalitis. Puede emplearse para lavar heridas y curar externamente las otitis.

Actúa como un repelente para los insectos.

Es un magnífico desinfectante bucal, para lo que se hacen gárgaras con tisanas de ajedrea o ajedrea y tomillo.

En baños, contra afecciones cutáneas.

Toxicidad:

No tiene toxicidad pero ha de emplearse con precaución la esencia y solamente en los adultos.

No es adecuada con el orégano ni la mejorana.

ALBAHACA
Ocimun basilicum

Otros nombres: Se la conoce como Hierba del vaquero.

Botánica:

Planta que tolera muy mal las heladas; su lugar adecuado es en interiores cálidos, no necesitando así grandes cuidados. El suelo debe ser fértil y llega a alcanzar una altura de 60 cm. pudiéndose cortar sus hojas en cualquier momento. Estas son de color verde, muy perfumadas y tiene los frutos oscuros encerrados en el cáliz. Apenas crece ya espontáneamente, salvo en las proximidades de los huertos. Se multiplica por semillas y la siembra debe hacerse a mano a principios de la primavera, en una tierra fértil, caliente y húmeda, cubriéndose después con una capa de mantillo.

Con cuidados y el calor adecuado, puede aguantar con hoja en interiores hasta mediados de invierno.

Debido a su aroma cálido y dulce y al color brillante de sus hojas, la albahaca es ideal para cualquier tipo de composición vegetal en el jardín.

Recolección:

Si hemos tenido cuidado con las hormigas, su mayor enemigo, podremos recoger sus hojas y flores en verano, cortándola a unos 15 cm del suelo. Se disponen en haces no muy grandes y se secan a la sombra, separando después las hojas de los tallos. Se recoge en verano en las primeras horas de la mañana.

Se puede congelar.

Partes utilizadas:

Se emplean las hojas frescas o secas.

Composición:

Contiene un aceite esencial con linalol, cineol, estragol, eugenol y saponinas.

Usos medicinales:

Como carminativa, galactogoga y diurética. Se utiliza en la falta de apetito, gases intestinales, digestiones lentas y espasmos gástricos. Alivia las jaquecas y la tos. Externamente la infusión es útil para lavar heridas y eccemas. Mezclado con aceite alivia los dolores reumáticos y como colirio para la hemeralopia.

Tiene efectos contra la tristeza y el miedo. Baja la fiebre, es antiséptica y estimula el sistema inmunitario. Frena los resfriados, la tos, el asma, los dolores de cabeza y ayuda a eliminar los parásitos intestinales. Aumenta la producción de leche en las madres lactantes y mejora los dolores del periodo.

Usos culinarios:
De sus hojas se extrae su sabor delicioso, fresco y delicado.
Tanto fresca como seca, se complementa muy bien con recetas donde el tomate sea el protagonista, como suele ocurrir en la cocina mediterránea. La podemos encontrar en la salsa pesto, italiana, aunque la albahaca fresca también es deliciosa en ensalada.
Condimento aromático. Es una de las plantas aromáticas más preciosas en cocina.
Tiene un gusto dulce, es fragante y es más fuerte en verano, pues el sol aumenta su intensidad.
Es buena no sólo con tomates, sino también con pimientos morrones, berenjenas y calabacines; con pollo, huevos y bistecs (para los que se maja la albahaca con mantequilla ablandada y se unta con ella la carne).
Acompaña muy bien pollos y pescados.
Se utiliza preferentemente fresca, ya que si no pierde su aroma; éste es muy fuerte, por lo que no se usa en demasía.
Se añade a los platos al final, ya que no se debe cocer.
Los italianos utilizan muy abundantemente la albahaca, incluso en las ensaladas, pudiéndose decir que es la planta típica de su cocina.

Otros usos:
Se le reconocen propiedades para ahuyentar mosquitos por lo que se recomienda tener macetas cerca de las ventanas.

Toxicidad:
No tiene toxicidad pero la esencia a dosis elevadas posee propiedades narcóticas. No emplear más de dos gotas por dosis.
Se recomienda no emplearla en los hepáticos ni en niños menores de 2 años o personas ancianas.

ALCARAVEA
Carum carvi

Otros nombres: Alcorobea, Carvia, Comino de prado, Hinojo de prado, Alcarahueya, Alcaravía, Alcarovea, Alcarovía, Alchirivia, Caravea, Comino armenio, Comino romano

Botánica:
Miembro de la familia de las zanahorias, es una planta anual que forma rosetas de grandes hojas el primer año, ganando altura hasta los 60 cm. el segundo, que es cuando le crecen las flores blancas. Necesita un suelo fértil, bien soleado, y que esté libre de malas hierbas. Cuando las semillas empiecen a teñirse de castaño, hay que cortar los tallos.

Recolección:
Se recogen los frutos antes de su maduración y se cortan las umbelas cuanto antes. La maduración se puede realizar indistintamente al sol o a la sombra, pero antes se extraen las semillas.

Partes utilizadas:
Se emplean las semillas contenidas en los frutos.

Composición:
Ácidos grasos, tanino, un aceite esencial con carveno, limoneno, prótidos, resina y carvona.

Usos medicinales:
Aperitiva, digestiva y antiespasmódica. Se utiliza como estimulante del apetito, es digestiva, corrige los gases intestinales y las infecciones gástricas.

Contrarresta el uso excesivo de los laxantes, calma los cólicos infantiles, los calambres menstruales y en uso externo se emplea como aceite para enemas y como masaje abdominal externo para los gases.

El aceite esencial es una sustancia aromática estimulante que ha sido usada desde antiguo como tónico.
La alcaravea es completamente inofensiva y pueden tomarla los niños usándose para los trastornos estomacales y ventosidades.

Usos culinarios:
Los tallos florales son consumidos como espárragos en el norte de África.
Con los frutos se preparan coles, chucrut, quesos, embutidos y licores.
Igualmente se utilizan en panadería y confitería.
Del aceite esencial destilado extraído de la semilla seca y madura, se elabora un condimento destinado a los alimentos y dulces cocidos al horno.
Las hojas pueden añadirse a ensaladas y sopas, las semillas a alimentos cocidos al horno, budines, queso cremoso y platos de carnes como el goulash y el cerdo a la cazuela. Las raíces pueden hervirse como una verdura y acompañarse con salsa blanca.

Otros usos:
Con la esencia se fabrican licores y colonias, así como pomadas contra los parásitos. Con sus semillas se da aroma al pan de centeno, los bizcochos, la carne y el pescado, así como a las ensaladas.

Toxicidad:
No tiene toxicidad.

AJO
Allium sativum
Botánica:

Es una planta bulbosa de aproximadamente un metro de altura, cuya raíz es un bulbo compuesto de 8 o 10 partes. Las flores son blancas y están mezcladas con bulbillos violáceos. Pertenece a las Liliáceas y puede alcanzar los setenta centímetros de altura.
Originario de Asia central, se usa en toda Europa, en la India y en China, aunque todavía existen muchos prejuicios contra él. Pertenece a la familia de los tubérculos y está relacionado con la cebolla. Sus hojas son verdes, planas, de filos lisos y suaves, con flores blancas o teñidas de rosa.

Recolección:
Se desentierran las cabezas cuando la hoja empieza a marchitarse, aproximadamente en el mes de septiembre. Se almacena en sitio fresco y seco. Hay que consumirlo con su piel, duros, bien secos y con el color blanco. Su carne debe ser jugosa, de olor intenso pero agradable.

Partes utilizadas:
Se emplea el bulbo turgente y bien maduro.

Composición:
Un enzima como la aliinasa, inulina, aceite esencial con aliicina que se transforma en disulfuro de alilo y vitaminas A, B, C y nicotinamida. También hierro, fósforo, calcio, proteínas y carbohidratos.
Contiene sulfuros, como alicina, aliína y ajoeno, aceites volátiles, enzimas (aliinasa, peroxidasa y miracinasa), hidratos de carbono (sacarosa y glucosa),minerales (selenio), aminoácidos (cisteína, glutamina, isoleucina y metionina), bioflavonoides (quercetina y cianidina, alistatina I y II) y betacarotenos.

Usos medicinales:
Es antiséptico, balsámico, antihelmíntico, hipotensor y diurético. Se le reconocen propiedades como rejuvenecedor y restaurador arterial. A pesar de que sus acciones han sido demostradas en repetidas ocasiones por los mejores investigadores, el uso del ajo

sigue estando muy limitado a sus aplicaciones culinarias. En el mercado de la herbodietética existen perlas a base de su aceite o incluso con ajo puro pulverizado y seco, las cuales nos pueden servir para utilizarlo con eficacia sin que notemos su profundo olor en el aliento.

Su mejor aplicación es para la arteriosclerosis, los zumbidos de oído, la hipertensión arterial y la pérdida de memoria en la vejez.

Es eficaz también por su efecto antibiótico en las enfermedades del aparato bronquial, ya que al eliminarse por el aliento ejerce un efecto local muy poderoso como bactericida.

Se le reconocen propiedades contra el cáncer. Mejora también la diabetes, la gripe y los enfriamientos, teniendo en estos casos un efecto bactericida potente. Elimina los parásitos intestinales, previene la trombosis y alivia la claudicación intermitente.

Las proteínas inmunomoduladoras son las lectinas ASA I y ASA II, muy estables y con gran influencia inmunogénica.

Se le reconocen propiedades contra el cáncer, estimula el sistema inmunológico y ayuda a reducir los ataques de asma alérgica, recomendándose para el tratamiento del SIDA.

Se recomienda como ayuda a las medidas dietéticas en pacientes con niveles elevados de lípidos en sangre y como medida preventiva de los cambios vasculares relacionados con la edad.

En la medicina ayurvédica, se recomienda como tónico cerebral, adecuado en trastornos psíquicos y epilepsia.

En algunas zonas se recomienda la inhalación de tallos de ajo para tratar la tuberculosis y también para prevenir los cólicos, las diarreas, los dolores abdominales, la diabetes 1 y las inflamaciones.

Usos culinarios:

Es un ingrediente muy aromático, usado muy molido o en polvo, macerado o crudo.

Para quitarle la piel exterior al ajo se golpea el diente de ajo con la cara plana de un cuchillo de cocina, sumergiéndolo en agua hirviendo durante 25 segundos.

El ajo no debe de meterse en la nevera. Si se mantiene en condiciones adecuadas (temperatura ambiente) puede conservarse durante seis meses aproximadamente.

Luego de pelar el ajo, se puede cocer para darle un suave sabor, hornearlo para caramelizarlo, sofreírlo para darle un toque de sabor a nuez, gratinarlo para darle un sutil sabor ahumado o freírlo para darle un exterior crujiente.

Para que sea más digestivo se pueden cortar los dientes longitudinalmente y quitarles una fina tira verde que tienen en el centro.

Otros usos:

Su   jugo neutraliza el veneno de los insectos. Aplicado directamente en el diente dolorido calma el malestar, lo mismo que si lo introducimos en la oreja en casos de otitis. Mezclado con los alimentos fomenta la puesta de huevos de las gallinas.

Para evitar el mal aliento por su consumo es útil masticar perejil o hinojo.

Tiene la particularidad de presentar distintas propiedades según esté crudo o cocinado. Si se corta o machaca, se libera alliína, que se transforma por efectos de la aliinasa en allicina. Esta transformación no tiene lugar en el ajo si es previamente cocinado, liberándose otras sustancias diferentes, como ajoeno, que tienen unos efectos distintos.

La ceniza de dientes de ajo quemados se utilizaba para tratar infecciones oculares.

Toxicidad:

No tiene toxicidad pero su tolerancia gástrica es mala.

No debe ser consumido por las mujeres lactantes, ya que provoca cólicos en los bebés.

Por sus propiedades anticoagulantes debe evitarse su consumo por personas que estén con tratamiento médico con estos medicamentos.

El ajo está contraindicado en pacientes con hipertiroidismo.

No se aconseja el uso conjunto con anticoagulantes, antiinflamatorios y otros medicamentos con un intenso metabolismo hepático (antiretrovirales, quinolonas, macrólidos, calcioantagonistas, antidepresivos, antifúngicos imidazólicos, teofilina, antipsicóticos, etc.).

ANGÉLICA
Angelica archangelica

Otros nombres: Chirivía silvestre, Carlina, Ajonjera, Hierba del espíritu Santo, Hierba de los ángeles.

Botánica:
Planta que puede alcanzar los 3 metros de altura, con un tallo erecto y gran raíz. Es muy común en los prados húmedos, aunque para su recolección son mejores aquellas plantas que crecen en lugares secos, ya que contienen más principios activos.
Tiene unas raíces carnosas y unos tallos gruesos, fuertes y huecos, teñidos de violeta en la base, que cambian a un verde brillante y claro.
Grandes hojas, compuestas por tres folíolos, son de un verde intenso y tienen el borde ligeramente dentado.
Las flores son pequeñas y verdeamariflentas, y forman inflorescencias que parecen paraguas.
Florece principalmente en verano.

Recolección:
Se desentierra a finales de otoño y se seca a la sombra. Para su uso en fresco se recogen las hojas tiernas a partir de febrero y los tallos unas cuatro semanas después de brotar, cuando ya están desarrollados, sin ser leñosos.
Las semillas se recogen en septiembre, cuando están secas. Para ello se cortan las umbelas y se ponen sobre paños para que al terminar de secarse se desprendan éstas.
La raíz se recoge en otoño.

Se lava bien y se corta en trozos pequeños que se secan en un lugar bien ventilado, guardándose después en frascos bien tapados.

Partes utilizadas:
Se emplea la raíz, las flores y las hojas.

Composición:
Aceite esencial, felandreno, angelicina, ácido angélico, cumarina y taninos.

Usos medicinales:
Estomacal y carminativa, y por ello mejora la digestión, elimina los gases y es aperitiva. Tiene efectos favorables contra el insomnio, mejora el enfisema y la insuficiencia respiratoria. Corrige las jaquecas, las dismenorreas y los vómitos. Se emplea en depresiones, neurosis, debilidad nerviosa, estrés, época de exámenes. Como diurética y expectorante.

Uso culinario:
Las hojas y los tallos frescos tienen utilización, picados muy finos, en la condimentación de sopas, sobre todo de pescado, ensaladas y verduras.
En pequeñas cantidades se puede utilizar con otras hierbas de cocina; en grandes cantidades puede resultar empalagosa.
Hoy se conoce principalmente por sus tallos confitados, que se usan para decorar preparaciones dulces, en tanto que las hojas picadas son un buen condimento para el ruibarbo y se pueden aprovechar cuando se hace mermelada.
Los brotes tiernos se pueden escaldar, picar y añadir a ensaladas, y las hojas usarse para dar sabor a un caldo corto o platos de pescado, aromatizar compotas de frutas (especialmente de ruibarbo) y confituras.

Otros usos:
Con esta planta se elaboran los licores Chartreuse y Benedictine.

Los baños con agua de angélica son reconfortantes para el sistema nervioso.

Los tallos carnosos se confitan para utilizarlos como decoración en pastelería.

Tradicionalmente, la angélica confitada se corta haciendo formas de tallo y de hojas para añadir una nota de verde natural a los ornamentos de pastelería.

El aceite de las semillas se emplea como condimento en aperitivos y otras bebidas alcohólicas, incluyendo el ajenjo y la ginebra.

Los tallos pelados y cortados en trozos de aproximadamente 3 cm sirven para preparar compotas y ser escarchados.

Con angélica y naranjas se prepara una mermelada exquisita.

Toxicidad:

Su grado de toxicidad es bajo. No emplear la esencia en niños por su efecto negativo sobre el sistema nervioso, ni en embarazadas o personas que padezcan tumores. Puede confundirse con la Cicuta, aunque el sabor de esta planta es muy desagradable.

La raíz fresca es tóxica, pero una vez bien seca no ofrece peligro.

ANÍS
Pimpinella anisum

Otros nombres:

Se la conoce también como *Anís verde.*

Botánica:

Procedente de Asia, esta planta rebasa los 50 cm de altura y presenta unas minúsculas flores blancas. Necesita sol en abundancia, un suelo fértil y drenado y su plantación solamente es posible con las semillas, las cuales hay que sembrar en hileras y con una separación de 30 cm. Hay que regar abundantemente en tiempo seco.

Recolección:

Se coge el fruto ya maduro y seco entre julio y septiembre. Hay que esperar a que las semillas adquieran un color castaño claro y entonces se cortan los tallos, se atan en manojos y se suspenden en un lugar cálido y ventilado. Después, las semillas hay que dejarlas en bandejas una semana más y guardarlas en tarros opacos y cerrados.

Partes utilizadas:
Las semillas

Composición:
Carburos terpénicos, anetol, estragol, cetonas, colina y ácido málico.

Usos medicinales:
Carminativo, digestivo y balsámico, se emplea para mejorar la digestión y eliminar los gases intestinales. Fluidifica la mucosidad bronquial, es diurético y mejora el asma. Las hojas secas sirven para hacer una tisana calmante.

Uso culinario:
Conocida desde la antigüedad, su semilla se ha utilizado tradicionalmente para elaborar licores. También con esta especia se enriquecen postres, pasteles, tartas y productos de repostería. Sus hojas, en estado fresco, dotan de un aroma especial a las carnes.
Como su sabor y olor son fuertes, encubren los demás sabores, por lo que hay que utilizarlo de forma moderada, Congenia muy bien con las especias clavo, jengibre y vainilla.
El grano es muy empleado en dulces y anises, tortas, galletas y en curries de verduras.
Se utilizan en confitería, panadería, y en la preparación de compotas.
Sazona el anisbrot, un pan alemán, y ciertos pastelillos de café centroeuropeos, así como muchos curries indios de pescado.

También esparcido sobre una macedonia o un plato de higos, o añadido a una tarta de manzana.

La hoja fresca, de sabor dulzón, constituye un aditamento aperitivo para ensaladas, aunque se usa más como condimento de salsas y sopas.

Otros usos:

Estimula la producción de leche en mujeres lactantes.

El anís comunica su característico perfume a todas las bebidas anisadas del Mediterráneo: anisete, Pernod y otras bebidas del tipo pastis, así como el ouzo y el arac.

El anís es un gran aperitivo, y de hecho los granjeros italianos lo han mascado tradicionalmente para estimular la digestión.

Toxicidad:

No tiene toxicidad, pero su esencia no se debe emplear en niños, ya que en un período superior a siete días puede provocar nerviosismo, entumecimiento y dolores musculares.

Por su contenido en estrógenos deben evitar su consumo aquellas personas que tengan patologías dependientes de estas hormonas.

APIO
Apium graveolens

Otros nombres:

Celerio, célery, habit, perejil de agua.

Botánica:

Perteneciente a las Umbelíferas, esta planta ha sido considerada desde la antigüedad como una planta sagrada. Su cultivo empezó a generalizarse en Francia en el siglo XVII.

El terreno del trasplante debe ser húmedo y muy fértil, algo pobre en cal. Se siembra en primavera en surcos de 30 cm de profundidad y en hileras simples, echando al final algo de estiércol.

Si preferimos emplear semillas las plantaremos en invierno y si conseguimos al menos 16 grados crecerán en cuatro semanas, pudiéndolas trasplantar al cabo de tres meses. Es necesario regar frecuentemente, abonarle varias veces y atarlos cuando alcanzan los 30 cm de alto para que la tierra no penetre entre los tallos. Si queremos que los tallos sean de color blanco se envuelven las matas con plástico negro. Lo recogeremos en verano.

Si se desea recoger las raíces hay que cortar los tallos florales en primavera. La raíz se recoge entonces al tercer año.

Las grandes hojas brillantes se deberían conservar en agua con glicerina.

Recolección:
Durante todo el año.

Partes utilizadas:
Se emplean las raíces, el tallo, las hojas y las semillas.

Composición:
Es rico en minerales como el potasio, magnesio, hierro, azufre, fósforo, manganeso, cobre, aluminio y zinc, además de en vitaminas A, C, E y grupo B. Contiene mucha agua y celulosa, proteínas (1,5 gr), carbohidratos (5 m) y grasas (0,2 m).
El bulbo contiene, además del aceite etéreo, almidón, azúcares, colina, tirosina, glutamina, asparragina y vitaminas B-1 y B-2.
Manitol, azúcares, limoneno y ácido sedanólico en las raíces.

Usos medicinales:
Diurético, afrodisiaco y digestivo. Aunque normalmente se emplea como hortaliza comestible, tomado directamente, en ensalada, o preparando una infusión con las hojas, tiene potentes efectos contra los gases intestinales, la retención urinaria, la prostatitis, los cálculos renales, el reumatismo articular y la gota. Posee un ligero efecto tónico y rejuvenecedor, especialmente en el varón, y tomado antes de las comidas se comporta como un

aperitivo. Se le ha encontrado sinergia con el perejil y el espárrago por su efecto diurético potente.

Uso culinario:
Este condimento es idóneo para los amantes de los platos fuertes, en especial para las sopas y guisos, y, además, en crudo tiene propiedades diuréticas y sedantes. Con ella se obtiene la sal de apio, que no es más que la mezcla de semillas trituradas y sal.

El apio es uno de los vegetales que resiste todo tipo de cocción, preparación y usos culinarios. Exquisito en ensaladas, fácil de consumir crudo, pero también factible de ser incorporado a comidas calientes, resultando un excelente aromatizante, casi una especia más. Se puede probar en sopas, guisados, salteados y en una amplia variedad.

Otros usos:
Externamente se emplea para lavados de garganta y como colirio. El apio crudo baja la tensión arterial y actúa como tónico hepático y estimulante de las suprarrenales. El zumo alivia los dolores de la ciática y puede actuar también para disminuir el apetito.
No pierde sus propiedades curativas cuando se le cuece.

Toxicidad:
No emplear en nefritis, ni en presencia de diabetes.
Puede contraer el útero, por lo que no se debería comer en las últimas semanas de embarazo.

AZAFRÁN
Crocus sativus

Otros nombres: Flor de azafrán

Botánica:

Planta herbácea de la familia de las Iridáceas. Con flores de color lila, violeta o blanco, que salen de entre las hojas y dan filamentos de color anaranjado, terminan en unos frutos que contienen numerosas semillas. Esta planta bulbosa alcanza los 15 cm. de altura y se cultiva en los países mediterráneos, especialmente España.

Se trata de la especie más cara del mundo, cuesta diez veces más que la vainilla y cincuenta veces más que el cardamomo. Se la puede suplir por la cúrcuma.

Su alto precio se debe a que su cultivo, recolección y manipulación es muy delicado.

El clima debería ser templado, cálido y seco, soporta bien temperaturas elevadas y fríos intensos, aunque las heladas tempranas pueden perjudicar la floración.

Conviene que esté expuesto al sol. La temperatura media anual debería oscilar entre 10 y 15° C. No obstante, valores del orden de -15 °C ó -20 °C si coinciden con períodos críticos del vegetal pueden ocasionar serial alteraciones en el bulbo, repercutiendo sensiblemente en los rendimientos finales de producto.

El suelo debe de ser profundo para evitar la compactación y con objeto de permitir el almacenamiento de agua, aspecto fundamental tratándose de climas con bajos índices pluviométricos, sembrar a 60-70 cm suele ser una profundidad apropiada.

Deberá ser un suelo equilibrado en materia orgánica con el fin de reducir los riesgos de erosión a que se hallan expuestos no pocos suelos dedicados a este cultivo.

Con un contenido del 1,5 al 2% de materia orgánica pueden obtenerse buenos rendimientos de azafrán.

El terreno debe estar perfectamente mullido, ligeramente húmedo pero no mojado.

Recolección:
Entre septiembre y octubre.

Partes utilizadas:
Los estigmas o filamentos.

Composición:
Aglicona, cineol, carotenos y cronósido,

Usos medicinales:
Estimulante, digestivo, aperitivo. También se puede emplear en las amenorreas, el exceso de colesterol, la falta de apetito y el cansancio. Externamente alivia los dolores de dientes y mejora la gingivitis. Se emplea básicamente para elaborar colirios y agua para lavarse los ojos.
En homeopatía tiene utilidad como antihemorrágico y antidepresivo.
Es estimulante, digestivo, aperitivo y también se puede emplear en las amenorreas, el exceso de colesterol, la falta de apetito y el cansancio.

Usos culinarios:
Tiene un aroma persistente y un sabor penetrante y amargo. Una pequeña cantidad dará sabor a una gran fuente coloreándolo igualmente con un tono dorado.
Es junto con el arroz el ingrediente principal de uno de los platos más representativos de España: la paella.

La bullabesa tiene su fama cimentada en una selección de buen pescado fresco, el mejor aceite de oliva y el azafrán más fino.
En cocina se emplea para añadirlo a salsas y sopas, en los platos de pescado como la zarzuela.

En Italia se añade al risotto y a la citada bullabesa en Francia.
En Inglaterra se utilizó mucho para hacer bizcochos de azafrán.
El licor Chartreuse contiene azafrán.

Otros usos:

Con el azafrán se prepara el Láudano y un eficaz analgésico dental.

Toxicidad:
No tiene toxicidad, aunque en dosis altas puede ser abortivo y producir alteraciones renales.

BERRO
Nasturtium officinale

Otros nombres:
Berro de agua o mastuerzo de agua

Botánica:
Planta de la familia de las crucíferas de hasta 80 cm. de altura, con hojas de bordes lisos o dentados. Se encuentra en aguas dulces poco profundas, corrientes o estancadas, aunque deben estar limpias.
Esta planta acuática crece en las fuentes, riachuelos, en las aguas limpias a la orilla de los arroyos pero también puede ser cultivada.
De tallo suave y muy ramificado, sus hojas son alargadas de forma oval y con nervaduras muy marcadas. Sus flores, amarillas o blancas, tienen cuatro sépalos, cuatro pétalos, seis estambres y un único pistilo, agrupadas en inflorescencias axilares y terminales. El fruto es largo y delgado, y sus semillas se utilizan como condimento.
Cuando se abren los capullos florales, las hojas que son pinnadas y alternas adquieren un sabor muy pungente, y ya no pueden ser utilizadas como alimento.
Se cultivan en pequeñas balsas.

Recolección:
Florece de marzo a julio.

Partes utilizadas:

Se consumen las hojas en forma de ensalada.

Composición:
Además de sodio, yodo, hierro, fósforo, calcio, azufre, vitaminas E, B2 y PP, es rico en vitaminas A, C y D.
También enzimas, gluconasturtósido y una esencia.

Usos medicinales:
Diurético y aperitivo. Es una hierba muy nutritiva que, además, abre el apetito y estimula la secreción de los jugos gástricos. Posee un débil efecto para bajar el azúcar de la sangre, ayuda a eliminar los parásitos intestinales, es un moderado diurético y hay quien lo emplea para mejorar las bronquitis. Impide la formación de piedras vesiculares y renales, mejora el reumatismo, baja la fiebre y provoca sudor, siendo por estos motivos muy útil como alimento en la gripe.
Es buen antiescorbútico y antianémico y últimamente se le han encontrado efectos contra el cáncer, aunque no confirmados. Externamente podemos emplear su jugo contra la caída del cabello, curar llagas, forúnculos, ántrax y para aliviar la piel quemada por el sol. Comiendo hojas crudas reforzaremos las encías.
Los berros están recomendados principalmente para problemas renales.
Su tratamiento consiste en moler o picar toda la planta, con o sin raíz, para ingerirla como té. En el tratamiento de dolores de estómago se hace un cocimiento con las ramas frescas o se muelen para tomarse como agua de bebida.
También se utiliza para tratar el bocio y la diabetes. El tratamiento, para estos casos, consiste en la infusión de sus ramas.
Al eliminar los radicales libres, tiene una importante acción en la prevención del cáncer.

Usos culinarios

La forma más frecuente de utilizar los berros es en ensalada, solos o mezclado con otras verduras, aderezados con aceite y vinagre, requesones de hierbas y mantequilla para untar.
También se utilizan como guarnición de algunas carnes frías.
Puede utilizarse para sopa o, como las espinacas, cocido y rehogado.
Aporta 21 calorías por cada 100 gramos.
Sabor fresco y picante, parecido al de la mostaza, que se acentúa con la edad, por lo que se debe consumir joven y antes de florecer.
Según los gourmets se deben consumir los berros solos, aunque pueden ir acompañados de cebolla, mastuerzo, pimienta y nuez moscada.
También se emplean en sopas y en la presentación de carne asada.

Otros usos:
Su sinergia se da con la lechuga y la achicoria. Es importante no confundirlo con la *Berraza,* una variedad venenosa que ha causado no pocos envenenamientos. Las hojas del berro tienen un sabor que nos recuerda a la mostaza, aunque hay que limpiarlas profundamente antes de comerlas ya que en ellas suelen anidar parásitos. No es aconsejable comerlo cocido porque se pierden sus cualidades.

Toxicidad:
Su grado de toxicidad es bajo, pero es necesario recolectar los tallos antes de que florezcan, ya que las flores y sus frutos son venenosos. No consumirlo las embarazadas, pues en cantidades elevadas puede provocar el aborto.

CANELA
Cinnamomum ceylanicum

Otros nombres: Árbol de la canela, Canelero de Ceilán, Canelo, Canelera.

Botánica:
Procede del árbol natural de Sri Lanka, aunque tambión se utiliza el Laurus cassia chino, bastante menos valioso. Se extrae de la corteza de las ramas jóvenes del canelo, planta utilizada ampliamente por los chinos, quienes la consideraban como oro. También era empleada por los egipcios para embalsamar las momias, mientras que Moisés elaboraba con ella el óleo santo.
El árbol pertenece a la familia de las Lauráceas, tiene hasta 10 m de altura, hojas grandes y ovaladas y flores blancas y amarillas.
Se desarrolla en Sri Lanka, India, Madagascar y Sudamérica.
Sus ramas crecen erguidas y recubiertas de numerosas hojas de color verde brillante, siendo rojizos los nervios que las recorren.
Deriva de la corteza seca del canelo y se utiliza fundamentalmente para elaborar postres y bebidas.
La canela es una de las especias conocidas desde más antiguo. En china se la empleaba ya en 2500 A.C.

Recolección:
Se obtiene por destilación al vapor de las hojas y cortezas del árbol.

Partes utilizadas:
Se emplea la corteza.
La especia es la corteza interna que se extrae pelando y frotando las ramas y que una vez desprendida, es a su vez separada y vuelta a pelar.
Las cortezas se enrollan una dentro de otra hasta formar una barra de aproximadamente un metro de largo que se seca y blanquea antes de su comercialización.
La corteza se corta en tiras largas y se deja fermentar. Pasadas 24 horas, se separa la capa exterior más rugosa de la corteza y se deja secar la capa interna. Durante el proceso de secado, ésta se enrolla hasta formar las conocidas ramas de canela.

Composición:

Taninos, mucílagos y un aceite esencial con pineno, cineol, linalol y eugenol, terpenos, oxalato cálcico y almidón.

Usos medicinales:
Estimulante general, antiséptica, antiespasmódica y afrodisíaca. En atonías gástricas, flatulencias y meteorismos. En cansancios, mal aliento y menstruaciones irregulares. Mejora las digestiones pesadas, la flatulencia y la úlcera gastroduodenal.

Uso culinario:
La canela se usa en rama y molida.
En la cocina se emplea fundamentalmente en postres (arroz con leche, natillas, etc.), y acompañando a frutas en los rellenos de carnes y aves.
Indicada tanto para platos dulces como salados, es especialmente buena con el cordero en los tajines marroquíes, en los platos de arroz, en compotas de frutas, postres de chocolate, bizcochos y bebidas, con el pan especiado, en pudines, el strüdel austríaco, el arroz con leche y helado de canela.
Las bebidas calientes como el chocolate y el café están deliciosas con su complemento.
Su aroma especial la hace imprescindible en pastelería para aromatizar pasteles, mousses y cremas.

Otros usos:
Sirve de puente entre los sabores agrio, ácido)y dulce.
Se considera afrodisíaca.
También se utiliza para aromatizar licores y en jabones y dentífricos.
Se emplea a menudo para hacer almohadillas perfumadas y popurrís de flores olorosas.
Se pueden hacer complementos decorativos para coronas, guirnaldas y ramos de hierbas y flores si se atan varias ramas de canela con rafia.
La canela produce contrastes muy vistosos cuando se combina con plantas predominantemente verdes.

Es ideal para diseños florales destinados a festividades.

Hoy en día se emplea también dentro de las fórmulas de los refrescos de cola.

Los árabes la utilizan mucho para aromatizar carnes, ya que la canela contiene un aceite esencial rico en fenol que inhibe las bacterias responsables de la putrefacción de la carne.

Toxicidad:

No tiene, aunque la esencia no se debe emplear en embarazadas o niños pequeños.

El aceite de canela puede causar escozor en la piel y es tóxico si se ingiere.

CARDAMOMO
Elettaria cardamomum

Otros nombres:

Grano del paraíso

Botánica:

Es el fruto de una planta con el mismo nombre. Esta planta, de la cual se consumen solamente sus semillas, es originaria de la India y Sri-Lanka y junto con el jengibre y la cúrcuma forma la trilogía de plantas básicas en la medicina ayurvédica.

Es una planta perenne, herbácea, aromática, que crece hasta 4 m de altura.

Las hojas son alternas en dos filas, linear-lanceoladas, de 40 a 60 cm largo, con una punta larga que crecen a los lados de una vara de 60 cm. aprox.

Las flores son blancas, lila pálido o violetas.

El fruto es una vaina de color verde amarillo de tres lados, de 1 a 2 cm largo, que contiene varias semillas negras.

Para obtener un resultado óptimo se recomienda sacar las semillas y molerlas inmediatamente antes de su uso, ya que su fragancia desaparece rápidamente.

Requiere un lugar caliente, húmedo y con media sombra y buena ventilación.

La temperatura mínima es de 22° C, pero puede tolerar un poco más frío por un tiempo corto si se mantienen muy secas las raíces. La propagación es generalmente a partir de una planta más grande en pequeños pedazos.

Después del azafrán y la vainilla es la tercera especie más cara. Normalmente las semillas se venden dentro del fruto, ya que su sabor se pierde rápidamente.

Partes utilizadas:
Semillas y aceite.

Composición:
4% de aceite volátil incluido el terpineol, el cineol, el limoneno, el sabineno y el pineno, almidón y ácidos grasos. Proteínas y fibra, almidón y ácidos grasos.

Propiedades medicinales:
Tiene propiedades antiespasmódicas y estimulantes. Es digestivo, alivia los cólicos, estimula el apetito, combate acidez, ardor y provoca una mayor producción de saliva. Es carminativo. Sirve para aliviar la intolerancia que sufren algunas personas al gluten. Alivia las hemorroides, combate el mal aliento y tiene propiedades afrodisíacas. Estimula el metabolismo, mejora la artritis, la diabetes, es adelgazante, ayuda en la diarrea, y neutraliza los efectos de la cafeína.

Asimismo, la infusión de esta especie es muy digestiva.

Según la sabiduría tradicional de la medicina Ayurveda, el cardamomo además ayuda a limpiar el cuerpo, ya que tiene propiedades de desintoxicación, mejora la circulación de la sangre a los pulmones y puede ser útil en la prevención de espasmos o convulsiones. Por lo tanto, el cardamomo en pequeñas cantidades es beneficioso para quienes sufren de asma o bronquitis y es beneficioso para quienes sufren diversos tipos de alergias respiratorias. Además, mejora el apetito y proporciona un alivio a la acidez en el estómago. Alivia el dolor de garganta. Se sabe que es una buena cura para la debilidad en general. Algunos profesionales de Ayurevda también aconsejan su uso para tratar la infección del tracto urinario. El cardamomo es conocido por ser útil en el equilibrio de los tres 'doshas' en el cuerpo humano.

Usos culinarios:
Pese a ser junto al azafrán y la vainilla una de las especias más caras, sus frutos secos aparecen en la elaboración de numerosos productos de repostería, postres, recetas con carne y algunas bebidas y licores. Es fundamental en la cocina asiática, sobre todo por ser uno de los ingredientes del curry.

Si se van a utilizar en platos salados se deben tostar en seco las semillas, esto acrecienta su sabor especiado.

El aroma que exhala es suave, su sabor es más penetrante, de carácter cítrico, aunque recuerda al alcanfor y persiste en la boca durante bastante tiempo produciendo sensación de calidez.

Puede aromatizar tanto platos salados como dulces.

En la India es uno de los componentes básicos del garam masala y de los polvos de curry y también se emplea en postres cremosos de pistacho y almendras.

Se puede emplear en las tartas de manzana y en pasteles de carne, en macedonias de fruta y al pollo le da un sabor delicado y original.

También se emplea en encurtidos y como se asocia al calor, en los países del norte de Europa aparece en los ponches invernales y vinos especiados.

Igualmente los suecos hacen bollos con cardamomo y en Alemania se añade a algunos preparados de charcutería.

En el norte de África se emplea para suavizar el sabor fuerte y amargo del café y también sus vainas se emplean en la elaboración del té.

En la cocina china se usa para aromatizar dulces -como la zlabia-, y para elaborar bebidas refrescantes a base de leche.

Se mezcla el café con cardamomo para hacerlo más sabroso y disminuir los efectos de la cafeína.

Es también un ingrediente en la fórmula del Té Chai.

Tóxicidad:
No se recomienda a pacientes con úlceras gastroduodenales, síndrome del intestino irritable, colitis ulcerosa, enfermedad de Crohn, hepatopatías, epilepsia, Parkinson u otras enfermedades neurológicas.

CAYENA (ver guindilla)

CEBOLLINO
Allium schoenoprasum

Otros nombres: Ciboulette, Puerro-junco, Cebolleta, Cebollino francés, Ajo pardo, Ajo morisco, Ajo de España, Ajo moruno.

Botánica:
Es una pequeña planta perenne bulbosa, que se utiliza como hierba culinaria para impartir el sabor suave de la cebolla a muchos alimentos, incluyendo ensaladas, sopas, verduras y salsas. Las plantas también tienen buen valor ornamental.
Características delgadas, tubular, con hojas de color verde oscuro que normalmente crecen en grupos densos. Atractivos y globulares, los cúmulos son similares a los tréboles, con flores de color púrpura pálido y brácteas parecidas al papel. Aparecen en primavera y verano en paisajes a menudo de altura.
Las cabezas de las flores se pueden utilizar como guarnición de sopas y ensaladas.
Fácil de cultivar en suelos con buen drenaje, a pleno sol o a sombra parcial. Forman grupos densos que se dividen fácilmente en la primavera o el otoño. Se cultiva a partir de semillas y se auto-semilla en el jardín si cabezas de las flores no están gastadas.

Recolección:

Las hojas se cosechan mejor recortando la base a fin de mantener el atractivo de los grumos.

Composición:
Es rico en vitamina A, B y C.

Propiedades medicinales:
Propiedades muy similares a las de la cebolleta: antiséptico, carminativo, digestivo, aperitivo, diurético y estimulante. Por su riqueza en hierro es bueno contra la anemia.
La alicina que contiene es un potente agente antibacteriano y puede usarse tópicamente como desinfectante y fungicida, aunque resulta menos efectivo que el ajo y la cebolla por su inferior concentración.

Uso culinario:
Se utiliza básicamente en gastronomía para condimentar ensaladas y otros platos, por su sabor de cebolla. También en huevos y quesos, en ensaladas y como adorno.
Recurrimos a este ingrediente para dar sabor cuando las hojas están frescas, al tiempo que aromatiza lácteos como la mantequilla o el queso. Por su parte, el cebollino seco es perfecto para aderezar pucheros y potajes.
Añada cebollino finamente cortado a ensalada de patatas, huevos rellenos, sopas, ensaladas, tortillas, salsas de queso y cremas.
El cebollino forma parte de la mezcla de finas hierbas típica de la cocina francesa.
El ciboullete es especialmente bueno con huevos y patatas.

Pierden gran parte de su sabor al secarlos.
Para emplearlo en invierno cultive una maceta o dos en el hogar o congélelos según el método del cubito de hielo.
Lo más frecuente es utilizarlo sólo, pero también puede ir acompañado de hierbas aromáticas.
Los cebollinos cortados y mezclados con yogur como aliño para patatas hervidas.

Las hojas de cebollino y flores de zanahoria como decoración de un paté de verduras.

Los bloques de mantequilla de cebollino para untar los bistecs cocinados a la parrilla sobre un fuego de carbón vegetal.

Resulta excelente para incluirlo en ensaladas verdes y de tomate, en sopas, en bocadillos de crema de queso y en patatas hervidas aliñadas con yogur.

La mantequilla de cebollino, elaborada a partir de mantequilla ablandada que se bate con trozos de cebollino y zumo de limón, es un buen acompañamiento para una chuleta o un bistec a la parrilla.

Las hojas tiernas, recogidas antes de la floración, pueden ser comidas en bocadillos con pan y mantequilla.

Las hojas son un condimento muy popular en Francia y en los países anglosajones, donde se utilizan para dar sabor a las ensaladas mixtas y con mariscos, escabeches, rellenos, queso blanco y requesones, tortillas, sopas frías y de mariscos, salsa tártara, salsas verdes a la mostaza o al estragón, cremas de puerros, etcétera, resultando particularmente adecuadas para los guisos muy ricos en grasas.

No conviene calentarlo nunca, pues perdería sus vitaminas y sabor.

CHILE (Ver guindilla)

CORIANDRO (Cilantro)
Coriandrum sativum

Otros nombres:
Cilantro, Perejil chino, Perejil árabe, Culantro, Anisillo, Culandro.

Botánica:
Planta rústica anual, de 45 a 60 centímetros, que se siembra en primavera, en lugares bien soleados, en tierra ligera y con buen drenaje. Pertenece a las Umbelíferas y proviene de América.

El cilantro es una planta anual herbácea; su fruto de olor suave y sabor picante, contiene dos semillas que se utilizan enteras o molidas (en mezclas de especies) para dar sabor a aceites y vinagres.

El cilantro es una de las plantas aromáticas más fáciles de cultivar en casa, ya sea en maceteros o en un rincón del jardín.

Requiere mucha iluminación.

Crece bien en terrenos calcáreos y sueltos en zonas protegidas de los vientos.

No sobrevive en terrenos encharcados.

Se siembran las semillas de cilantro en hileras, a 30 cm unas de otras, poniéndolas a 1 cm de profundidad; a más profundidad no germinan pues necesitan claridad. A las tres semanas brotan las plantas.

Esta planta anual de exterior se cultiva fácilmente de semillas plantadas al exterior al final de la primavera.

Recolección:

Se recogen las semillas cuando empiezan a caer.

Cuando están crecidas, se escardan y se dejan 12 cm entre cada planta, Es necesario escardar a menudo hasta que las hojas alcancen las de la planta próxima, Va muy bien abonada con potasio, pero, al contrario, el nitrógeno es mortal.

Es conveniente, si se ha abonado con estiércol, esperar un año para sembrar el cilantro.

Al final de temporada, se dejan secar sus pequeñas flores en la matita y luego se cosechan las semillas, que se guardan limpias y bien secas en papel de aluminio hasta la próxima temporada.

Partes utilizadas:

Las semillas y los frutos.

Composición:

Usos medicinales:

Las semillas previenen los cólicos y los espasmos intestinales.

Uso culinario:

Este adobo, de aspecto similar al perejil aunque de sabor distinto, se considera imprescindible en culturas culinarias como la mexicana y la tailandesa. De él se aprovechan las hojas, las semillas e incluso la raíz para darle un toque diferente a recetas de carnes, pescados, platos de cuchara, así como panes o dulces.

En la cocina se usan también los tallos del cilantro.

Las hojas de cilantro se utilizan para aromatizar alimentos en especial en Oriente próximo y el sudeste asiático.

Las semillas enteras o trituradas, se utilizan en carnes asadas, hortalizas rellenas, salsa curry y en conservas en vinagre.

El cilantro es muy utilizado en la comida mexicana, donde aromatiza con su singular sabor y olor el famoso guacamole.

Se utilizan para dar sabor a panes, bizcochos, galletas y bollos, para aromatizar carnes preparadas, adobos y encurtidos.

Un adobo tradicional con cilantro para conservar carnes consiste en una mezcla de cilantro, comino y vinagre.

Entre las caravanas del norte de África acostumbraban conservar la carne seca con sal, pimienta y semillas de coriandro.

Trituradas las semillas de cilantro entran en los curries o polvos de especias hindúes y también en los adobos de las salchichas de cerdo alemanas y de algunos mergues norteafricanos.

También se espolvorean sobre los postres de leche y de frutas como los de manzanas y de peras.

En Córdoba se utilizan las hojas tiernas de cilantro para hacer un guiso tradicional con habas.

El cilantro es indicado para reemplazar al perejil en la decoración de platos.

Combinado el cilantro con otras especies aromáticas, se lo emplea en la elaboración de embutidos y charcutería.

También para darle un mejor sabor a la cerveza en su proceso de fabricación.

El cilantro es uno de los componentes del curry y de las pastas y una de sus propiedades es reducir la flatulencia.

Es mejor utilizar cilantro fresco y añadirlo a la comida justo antes de apartarla del fuego, porque es muy sensible al calor y pierde mucho aroma.
Se utiliza en adobos y encurtidos y con la carne de cordero y cerdo.
El cilantro es un ingrediente imprescindible en la cocina sudamericana y en la asiática.
Da sabor a todo tipo de panes, y proporciona aroma a las carnes.
Utilizada en la salsa canaria "mojo verde".

Para conservar por más tiempo sus hojas, coloque los tallos en agua y cámbiela todos los días.
Guárdelo en el refrigerador.

Otros usos:
Hepatopatías, fabricación de licores.
En muchos mercados, especialmente donde hay comunidades asiáticas o griegas, se venden manojos de coriandro, que parece un perejil de hojas planas.
Las semillas de cilantro se venden enteras o molidas, y constituye el principal ingrediente del polvo de curry.
Se utilizan sus hojas frescas y la semilla seca y molida.
También se incluyen en mezclas de especias picantes.

CLAVO
Eugenia caryophyllata, Syzygium aromaticum

Otros nombres:
Clavo de olor, Clavero, Árbol del clavo, Clavo de especia

Botánica:
Se cultiva en África, Asia y América.
Los arqueólogos han encontrado clavos de olor en una vasija de cerámica en Siria como evidencia que data de unos 1721 años a.C
Los portugueses trajeron enormes cantidades de clavo de olor a Europa, principalmente de las Islas Malaku. El clavo de olor era,

pues, una de las especias más valoradas, costando un kilogramo del mismo alrededor de 7 gramos de oro.

El árbol del clavo es perenne y crece hasta una altura de 10 a 20 metros. Tiene hojas lanceoladas e inflorescencias racimosas. Las yemas florales presentan inicialmente un color pálido que gradualmente cambia al verde, después de lo cual comienzan a adquirir un color rojizo brillante indicativo de que están listas para ser recolectadas.

Recolección:

Suelen cosecharse cuando alcanzan una longitud de 1,5 a 2 cm, y constan de un largo receptáculo que contiene el ovario; sobre el receptáculo se insertan los demás verticilios florales: cuatro sépalos, cuatro pétalos y numerosos estambres.

Partes utilizadas:

Se emplean las flores sin abrir, una vez secas.

Composición:

Eugenol, cariofileno, pineno, salicitato de metilo y taninos.

Usos medicinales:

Es un potente analgésico y antiséptico en uso externo. Estomacal, carminativo y antiespasmódico, así como expectorante y antitusígeno. También vermífugo intestinal. Internamente en flatulencias, meteorismo, atonías gástricas, cólicos y malas digestiones.

En la medicina tradicional china, el clavo o ding xiang se consideran acre, caliente y aromático, entrando en los meridianos de los riñones, el bazo y el estómago, y es notable su capacidad para calentar el estómago llevando el qi hacia abajo, para tratar el hipo y fortalecer el riñón yang.

Otros usos:

Externamente como antiséptico dental y para calmar los dolores dentales. Si no disponemos de la esencia se machaca un clavo de especia en un poco de coñac o aceite de oliva, aplicándolo con una torunda de algodón. En espasmos musculares, dolores articulares, reumatismo, estiramientos, distensiones. Para desinfectar heridas y llagas.

Usos culinarios:
El clavo posee un aroma fuerte, caliente y rico, al probarlo es picante ácido, fuerte y amargo y deja una última sensación de frío en la boca. Al cocinarlo su efecto se suaviza.
Acompaña muy bien los platos dulces y los salados, para pastel de pollo frío y guisados de conejo, arenques en escabeche, jamón glaseado, plátanos asados, tartas de manzana y pudines e igualmente en el pan especiado.
Cuando se prepare un guiso o estofado de carne, hay que añadir durante la cocción una cebolla pinchada con 1 ó 2 clavos, que le dará un gusto distinto.

Toxicidad:
Corrosivo a dosis altas, incluso externamente.

COMINO
Cuminum cyminum

Otros nombres:
Alcamonia, comino concreto, comino gordo, comino hortense, comino real, comino estambul.

Botánica:
La planta del comino que pertenece a la familia de las Umbelíferas, prefiere los climas muy calientes, crece hasta 25 cm. Se necesitan 4 meses para que madure la planta. Es preferible sembrar las semillas al comienzo de la primavera y trasplantarlos después a un terreno soleado y bien drenado.
Planta anual y espigada con flores blancas y rosas. De hojas finas, produce unos frutos que se forman al final de los radios de las umbelas, con las costillas erizadas de pelos ásperos.

Las semillas de comino provienen de una delicada planta anual, originaria del Mediterráneo oriental y del África del Norte. Es una especia muy antigua, nombrada hasta en el Viejo Testamento.

Recolección:
Se multiplica por semillas en regiones cálidas y solamente necesita un suelo permeable.
En macetas se siembra a una temperatura de 16° no poniendo más de tres semillas en el mismo tiesto. Se riega en tiempo seco y en otoño se cogen los tallos floridos y se cuelgan en un desván cálido.
Las semillas se recogen cuando inician a cambiar el color y se ponen a madurar primero y se desecan después en paquetes de papel colgados en un lugar bien aireado. Se pueden encontrar enteros o en polvo. Una vez molido, tiende a perder el sabor y el aroma.

Partes utilizadas:
Se emplean las semillas de una planta de la familia del perejil. Esta planta se cultiva sobre todo por sus pequeñas semillas picantes, casi negras y con forma de óvalo puntiagudo.

Composición:
Flavonoides y esencia,

Usos medicinales:
Digestivo, carminativo, galactógeno. Se emplea con éxito en la prevención de la aerofagia. Tiene la propiedad de evitar que se forme gas intestinal, por lo que su efecto es mayor tomado durante las comidas, incluso mezclado con ellas, especialmente en las legumbres. Junto con el laurel y el perejil, forma parte de las especias cuyo buen uso facilita los procesos digestivos.

Usos culinarios:

El comino, delicadamente aromático, es un ingrediente fundamental en las cocinas del Norte de África, del Medio Oriente, de la India. En España y en Portugal, es usado para aromatizar salchichas, el arroz y las verduras guisadas. En Marruecos, su característico aroma invade los quioscos, donde se asan las "brochette" (kebab), carne fuertemente aderezada, en la cual predomina el olor del comino. Una ligera tostadura de las semillas, en una sartén sin condimento, exalta el aroma y el sabor del comino.

Especia culinaria muy utilizada en Oriente, África del Norte y en Andalucía.

La semilla de comino es típica de la cocina de Oriente Próximo y la Cuenca Mediterránea y es el ingrediente principal del cuscús.

Tienen un fuerte sabor y es muy utilizada en el mundo árabe. En España también es usada, precisamente por nuestra herencia árabe, sobretodo en la parte sur de la península.

En Canarias es un condimento casi imprescindible en sus miles de mojos.

Se puede utilizar el comino entero o molido.

Comúnmente se han utilizado las semillas de comino para salpicar panes y panecillos con este fruto.

La semilla de comino combina bien con la col, el arroz y la col fermentada y se añade a las carnes de caza y los pescados.

En España el comino es un elemento fundamental para los embutidos y confiere un sabor característico a las chacinas de la sierra de Cádiz y otras serranías andaluzas, algo que puede ser un recuerdo de uso de esta especia entre los árabes.

Si se emplea con discreción, el comino combina con especias exóticas.

Otros usos:
Estimula la lactancia, provoca la menstruación y la diuresis y ayuda a expulsar parásitos intestinales.
Las cataplasmas calientes alivian las orquitis.

Toxicidad:
No tiene toxicidad.

CORIANDRO (Ver Cilantro)

CÚRCUMA
Curcuma longa

Otros nombres:
Polluelo, azafrán cimarrón; yuquilla (Cuba), turmérico, jengibrillo (Puerto Rico), palillo cholón, palillo chuncho, guisador, palillo (Perú, Bolivia).

Botánica:
Planta vivaz de la familia de las Cingiberáceas. Suele alcanzar un metro de altura, tiene 5 ó 10 hojas de pecíolo largo, flores blancas o amarillas y un gran rizoma.

Composición:
Principio amargo, resina, almidón y ácidos orgánicos.

Partes utilizadas:
Las raíces y hojas

Usos medicinales:
Se emplea como tónico estomacal pues estimula la producción de jugos gástricos, siendo adecuado para abrir el apetito y en la hipoclorhidria. Es colagoga, carminativa y reduce el colesterol. Es un potente antiinflamatorio.

La cúrcuma no es de fácil absorción para el organismo humano (2 gramos de cúrcuma no se detectan en el suero tras ser ingerida). Sin embargo, dicha absorción mejora considerablemente si se ingiere con pimienta negra, como en el curry.

Se han hecho investigaciones sobre los fitoquímicos contenidos en la cúrcuma en busca de potenciales efectos en enfermedades tales como cáncer, artritis, diabetes y otros desórdenes químicos. Como ejemplo de los resultados de esta investigación básica, la cúrcuma redujo en ratones la severidad de los daños en los pulmones como consecuencia de enfermedades pancreáticas.

Usos culinarios:
El olor de la cúrcuma es picante y fresco y su sabor es amargo, picante y con un punto de almizcle; recuerda a la naranja y el jengibre.
En cuanto a sus usos culinarios es uno de los ingredientes del curry en polvo dándole precisamente su color amarillo característico. El curry es una mezcla de condimentos siempre presente en la cocina tradicional Hindú.
Está indicado para platos de pescado y huevos, y con el arroz.
Es excelente para un curry indonesio de gambas, en el arroz de Madrás (India) o en el pollo con curry y también para pinchos de pescado y camarones marinados.
Se usa a menudo como colorante para sustituir al azafrán, ya que es mucho más barato, aunque mucha gente prefiere el citado azafrán.
En Asia, se había descubierto desde hace mucho tiempo que el rizoma, reducido a polvo, permite de conservar la frescura, el sabor y el valor nutritivo de los alimentos.
Es de un color amarillo y ha sido y es el colorante más usado en la gastronomía de la India.

Otros usos:
Aparte de sus usos culinarios también ha sido utilizado como colorante textil.

Toxicidad:
Tiene efecto anticoagulante.

CURRY

Es un polvo compuesto por al menos veinte especias diferentes (canela, cúrcuma, cardamomo, clavo, jengibre, pimienta negra y roja, pimentón). Pese a ser típica de la tradición culinaria de La India y el Extremo Oriente, se ha hecho muy popular en Occidente por su sabor picante y vigoroso para cualquier plato, especialmente para carnes y arroces.

Propiedades:
Un número de estudios han mostrado que la reacción de los receptores del dolor a los ingredientes picantes en los currys, incluido el korma, deja al cuerpo que libere endorfinas y se acabe combinando con una reacción sensorial compleja a la variedad de especias y sabores, este efecto proporciona un deseo subsecuente de volver a necesitar o preferir en las siguientes veces de un curry picante.

ENELDO
Anethum graveolens

Otros nombres: Aneldo, Anetaverón, Hinojo hediondo, Hinojo fétido. Se le conoce como Falso anís.

Botánica:
Utilizado desde antiguo por sus propiedades inductoras al sueño, esta planta de origen escandinavo de gran parecido con el hinojo, necesita mucho sol y crece en cualquier tipo de suelo. Si la plantamos en jardín deberemos guardar una distancia entre los brotes de 20 cm. ya que alcanzan una altura de al menos 60 cm.
No es una planta que soporte el trasplante, por lo que deberemos evitar cogerla silvestre y utilizar mejor las semillas.
El tallo verde, hueco y liso, se ramifica en la punta y sostiene un gran número de umbelas planas de brillantes flores amarillas que salen a mediados del verano.

Las hojas son extremadamente finas, semejantes a plumas, de color verde oscuro, y con un sabor que recuerda el del perejil.

Los frutos, de 5-6 mm, de color marrón oscuro, rodeados de un ala clara. Como media serán necesarios unos 40-45 días desde el inicio de la floración para que las semillas maduren en las umbelas principales. Además, el cultivo madura desigualmente y las semillas maduras se caen de la planta (de las umbelas) muy fácilmente.

Recolección:

Se recoge cuando la planta tiene flor y las semillas se tiñen de castaño. En ese momento corte los tallos floridos y póngalos a secar. Recoja las hojas para consumir inmediatamente y también para secar cuando todavía sean bastante jóvenes.

La recolección se hace en la temporada más cálida, cuando es rica en semillas y flores. Si la plantamos en primavera lo más probable es que ese verano ya la tengamos crecida.

Partes utilizadas:

Se emplean los frutos. Las semillas planas, ovaladas y de color de pergamino, poseen un gusto algo amargo.

Composición:

Aceite esencial, grasa y varios ácidos. Todas las partes de la planta de eneldo contienen aceite esencial.

Acciones medicinales:

Estimula la secreción de los jugos gástricos, combate la flatulencia y posee ligero efecto antiespasmódico. Combate las infecciones urinarias femeninas, bastando con un baño de asiento caliente, y refresca el aliento.

Usos culinarios:

Este condimento procedente de la familia del perejil, destacado por su afinidad con el pescado, así como por su capacidad para realzar el sabor de huevos, ensaladas, salsas y sopas. Muy frecuente en los países nórdicos, donde bien saben de pescado. Sus hojas son mucho más ricas frescas y, puesto que pierden sabor al cocerse, es recomendable añadirlas al plato poco antes de servirse.

Ocupa un lugar especial en la cocina, y su delicioso sabor no es igualado por ninguna otra hierba.

En la Europa continental es habitual el uso del eneldo en todos los guisos de pescado, pues mejora su sabor y los hace más fáciles de digerir.

Congenia con todas las hierbas de cocina que se utilizan frescas, aunque como tiene un sabor muy marcado debe utilizarse moderadamente para no ocultar otras hierbas. En conservas de vinagre se utiliza con laurel, nebrinas y pimienta.

Es dulce, aromático y ligeramente amargo.

Es preferible usar el eneldo fresco, ya que cuando se seca pierde mucho aroma.

Es una hierba muy utilizada en la cocina escandinava: ingrediente muy importante del salmón marinado, se usa también, en las conservas de arenque y como condimento en la conservación de los pepinos.

En Alemania y la Europa oriental se emplea en adobos, como conservante de la col fermentada y de los pepinillos pequeños, y se conoce como vinagre de eneldo.

También se pueden utilizar en la cocina sus flores amarillas, pero hay que tener cuidado porque tienen un sabor más intenso que recuerda al comino.

Empléelas como aderezo en la cocina para todo tipo de pescados, especialmente el salmón.

Las hojas troceadas también pueden usarse en el yogurt y en platos de carne y verduras.

Triturar las semillas y añadir a una salsa cremosa para acompañar un pastel de pescado o mezclar con cebollino y yogur para acompañar al salmón o bacalao fresco.

Las hojas frescas proporcionan mejor sabor que las secas, y ya que la cocción disminuye su sabor, se añaden al plato poco antes de servirlo.

Las flores frescas y los frutos se utilizan para preparar conservas en vinagre y para hacer vinagre de eneldo.

Las hojas frescas o secas se emplean en la preparación de sopas, ensaladas, platos de carne picada, verduras de pescado y marisco.

Es típico de la cocina del norte de Europa, y se usa a menudo en mayonesas.

Cuando se utilizan para aromatizar guisos, sopas, verduras o estofados, las hojas deben añadirse en el último momento, pues la cocción destruiría su aroma.

Otros usos:

Hipo, estomatitis y vómito.

Toxicidad:

No se conoce.

ESTRAGÓN
Artemisia dracunculus

Otros nombres: Dragoncillo, Se le conoce también como Ajenjo y estragón ruso o francés.

Botánica:

Arbusto que puede alcanzar incluso los 10 m de altura, muy ramificado y dotado de fuertes espinas. Las flores blancas se agrupan en pequeños corimbos y dan lugar al fruto, una avellana de color rojo, la cual está oculta en otro falso fruto ovalado. Se suele confundir con el Espino Albar (Crataegus monogynata) o Majuelo, el cual puede llegar a vivir hasta 300 años.

Botánica:

Especie vivaz que se multiplica por raíz y división de matas, y que requiere un clima templado, tierra fértil, permeable y fresca, carente de arcilla. Alcanza una altura de 60 cm. y gran anchura, aunque hay que renovarlas cada cuatro años. Necesita mucho sol y un terreno de buen drenaje, así lograremos una planta enérgica,

de gruesos espolones que utilizaremos después para la reproducción. En invierno agradece una adecuada protección. Planta perenne de 50 a 100 cm, muy ramificada y aromática.
Las hojas de estragón son de color verde oscuro, largas, delgadas y puntiagudas, de unos 7,5 cm de longitud las situadas en la base de la planta, y bastante más pequeñas las que están en la punta de los tallos.
Flores verdosas o verde lima dispuestas en capítulos cilíndricos pequeños que forman mazorcas compactas.

Recolección:
Se hace en primavera y verano, cada treinta días, cortando las ramas maduras cuando florece y separando después las hojas. Se secan en bastidores con fondo de tela mosquitera. Aunque las hojas carecen de olor, tiene un fuerte sabor, ligeramente amargo. Hay que manejarlas con cuidado, porque manchan.
Florece en verano

Partes utilizadas:
Se emplean las hojas.

Composición:
Contiene felandreno, acimeno, herniarina, estragol y terpenos. Yodo y vitaminas A y C.

Usos medicinales:
Básicamente, se la reconoce como una especie culinaria estimulante del apetito y de las funciones digestivas. Internamente se administra en la anorexia, las digestiones lentas, la aerofagia, las infecciones intestinales, contra los parásitos intestinales y en las reglas dolorosas o irregulares. Aplicado localmente puede aliviar los dolores de muelas por su efecto anestésico, pero no tiene propiedades antibióticas. En estos casos se aplican las hojas machacadas directamente en la muela, aunque también puede emplear el extracto o la esencia empleando un algodón, pero puede dar lugar a reacciones alérgicas en personas

predispuestas. En cataplasma, se ponen hojas y flores frescas y trituradas dentro de una gasa para aliviar el dolor de muelas; en infusión, ayuda a mejorar la digestión; tomar baños de pies y manos de agua con un puñado de hojas frescas de estragón alivia la artrosis.

Usos culinarios:
Ha sido una de las hierbas más populares de Europa desde el siglo XVI.
El estragón francés posee un sabor delicado y es uno de los cuatro ingredientes de la mezcla de fines hierbas.
Se trata de una de las principales hierbas culinarias de Francia y en torno a ella se han creado numerosísimos platos: poulet á Véstragon y oenfis en gelée á Vestragon, por nombrar sólo dos.
Pese a ser un sabor muy rico, hay que emplearlo con sutileza, pues tiene un toque distintivo que estará muy presente en cualquier plato. Suele aparecer en salsas y vinagretas, así como preparados con pollo, pato o hígado. Nos resultará un sabor peculiar, pues es el ingrediente principal de las finas hierbas.
Por su fuerte aroma se utilizan cantidades pequeñas.
Sus hojas se consumen frescas, se secan a la sombra para consumo posterior o se maceran en vinagre para obtener un condimento aromatizado.
Las ramitas frescas de estragón se usan para aromatizar el vinagre en aliños y salsas para ensaladas.
También se usa el estragón en adobos para todo tipo de carnes, especialmente pollo, cerdo, pescados y mariscos.
Se utiliza para dar sabor a platos a base de huevos: mejora el sabor de las tortillas.
El estragón es un ingrediente esencial en la preparación de la salsa bernese, de la salsa tártara y de la famosa salsa al estragón.
Una botella de vinagre al estragón de color amarillo intenso, para emplearlo como aliño picante de ensaladas; hojas frescas picadas en la clásica salsa bearnesa o en el poulet á Féstragon de sabor suave; tortillas ligeras y esponjosas condimentadas con finas hierbas.

Una maravillosa combinación consiste en mezclar estragón con manteca para servir sobre vegetales cocidos o crudos, también combina perfectamente con ajo, cebolla coñac o vino tinto.
Puede utilizarse en rellenos para cerdos, aves, pescado, ternera y para condimentar las salsas.
Otorga un delicioso sabor a guisos y mariscos.
Una vez secas, también podemos ponerlas en aceite o vinagre y así lograremos obtener un sabor diferente.
Empleado principalmente en condimentación, para lo que se prefiere estragón fresco.
También da excelente sabor a las salsas.
Cuando se utiliza junto a otras hierbas, conviene poner poca cantidad para que no enmascare otros sabores.

Toxicidad:
No se le reconocen efectos en su aplicación externa.

Otros usos:
Se utiliza el estragón en perfumería y licorería, sobre todo para aromatizar ciertos encurtidos como pepinillos y alcaparras, y para condimentar algunos alimentos.

GUINDILLA
Capsicum annuum L., Capsicum frutescens

Otros nombres: Ají, chile, pimiento picante, cayena.

Botánica:
La familia de los pimientos o Capsicum es muy grande y los chiles picantes ocupan un lugar privilegiado. El chile Jalapeño, las semillas de Ñora o el chile Tahi son algunos de ellos aunque uno de los más usados es la guindilla, una variedad de un color rojo intenso y forma alargada que se destaca por su picor.
Originaria del continente americano, las variedades más conocidas de guindilla son el ají y el chile.

El pimiento más conocido y cultivado, Capsicum annuum, tiene como familiares más allegados al Pimiento Rojo y el Pimiento Verde, y aunque son casi iguales que los comunes, las nuevas variedades tienen mejor rendimiento, resisten más las enfermedades y sus ciclos de cultivo son variados.
Se puede sembrar en macetas en un lugar con sol pleno aunque también puede situarlas en el interior siempre y cuando estén cerca de una ventana. Lo importante es que estén expuestas a la luz natural, pues la planta necesita de ella para desarrollarse.

Recolección:

La recolección se realiza desde mediados de verano a mediados de otoño, siempre y cuando los frutos estén maduros, es decir cuando adquieren un color rojo intenso. Hay que evitar cortarlas y cuando estén a punto bastará con un tirón para arrancarlas.
Una vez realizada la cosecha es importante lavar los frutos para quitar el polvo y dejarlos secar en un lugar seco, oscuro y ventilado para luego envasarlos.

Composición:

Es rica en vitamina C ya que 100 g. de este condimento contienen 143,70 mg. de vitamina C. Capsaicina.
Además: hierro, proteínas, calcio, potasio, magnesio, vitaminas A, B1, B2, B3, B5, B6, E, y K.

Usos medicinales:

El fruto de la mayoría de las variedades picantes de chiles contiene altos porcentajes de capsaicina (8-metil-N-vanillil-6-nonenamida, $C_{18}H_{27}NO_3$) y otros compuestos similares, colectivamente llamados capsaicinoides, mientras que las variedades no picantes carecen de ellos. Cuando se consumen, los capsaicinoides se unen a los receptores de dolor de la boca y la garganta que son responsables de la sensación de calor. Una vez han sido activados, estos receptores envían al cerebro el mensaje de que se está consumiendo algo caliente. El cerebro responde a esta sensación de calor elevando el pulso cardíaco, incrementando la sudoración y liberando endorfinas.

Con su consumo, la energía del ATP se libera como calor.

La acción antioxidante de la vitamina C, hace que el consumo de la guindilla picante sea beneficioso para nuestra vista, piel, oído y aparato respiratorio, reducir los síntomas del resfriado y a combatir enfermedades como el estreñimiento y el hipertiroidismo. También es recomendable durante la menopausia.

La guindilla se caracteriza por sus cualidades diuréticas y sudoríficas. Los productos curativos con guindilla se utilizan en aplicaciones externas (extractos, tinturas, ungüentos, etc.), sobre todo en caso de dolores reumáticos o ciática. Internamente, la guindilla tiene una acción estomacal que favorece la secreción de jugos gástricos.

Se emplea tradicionalmente en: Dolor de estómago y flatulencias, mala circulación de la sangre, dolores reumáticos y artríticos, dolor de cuello o de garganta, infartos de miocardio y angina de pecho.

Usos culinarios:

Se trata de un pimiento pequeño de incisivo sabor, por lo general muy picante, que interviene como condimento bastante habitual en una parte importante de las recetas de la cocina española.

Es un fruto muy picante usado para dar sabor a diversos platos.

Toxicidad:

Aunque las dosis contenidas en la pimienta de Cayena no conllevan riesgos, la capsaicina provoca irritación, inflamación y hasta lesiones por quemadura si se aplica en exceso. En casos extremos, los síntomas pueden incluir convulsiones, calambres musculares, escalofríos, taquicardias entre otros.

Otros usos:

En los aerosoles de pimienta utilizados como arma de autodefensa en algunas partes del mundo.

HIERBABUENA
Mentha spicata

Otros nombres:
Yerbabuena

Botánica:
Es una planta perenne que crece hasta 0,6 m por 1 m. Es resistente a la zona y las heladas. Florece desde agosto a septiembre, y las semillas maduran en septiembre y octubre. Las flores son hermafroditas y son polinizadas por abejas. Se utiliza para atraer a la fauna silvestre.

Composición:
Contiene mentol como principal componente activo, pudiendo actuar directamente sobre los nervios que transmiten la sensación dolorosa, amortiguando así tal sensación. También contiene mentona, felandreno, limoneno

Usos medicinales:
Tiene propiedades digestivas e intestinales y es el ingrediente básico del té verde africano.

Tiene propiedades antiespasmódicas, es carminativa, antiséptica, analgésica, antiinflamatoria y estimulante.

La forma más común de usar la hierbabuena es haciendo infusión con sus hojas. De esta forma se ayuda a tratar los problemas de indigestión, gases intestinales y las inflamaciones del hígado, actúa sobre la vesícula biliar ya que activa la producción de la bilis, además alivia los mareos y dolores.

Estudios recientes han mostrado que la infusión de hierbabuena puede ser usada como un tratamiento leve del hirsutismo en las mujeres. Sus propiedades antiandrogénicas reducen el nivel de testosterona en la sangre.

En su uso tópico, el aceite con hierbabuena tiene acción relajante y actúa como antiirritante y analgésico con capacidad de reducir el dolor y de mejorar el flujo de la sangre al área afectada.

Usos culinarios:
Su sabor y aroma es el más fuerte de todas las variedades de la menta, algo que la convierte en un condimento indispensable para cocinar sopas, cocidos, guisos, verduras, estofados, incluso los caracoles.
También se aplica a bebidas, cócteles y postres. Su fuerte color verde y su forma esbelta permiten emplearla como elemento de decoración de nuestros platos.

Su sabor como el de la menta pero algo menos fuerte.
En la cocina tradicional se elaboran platos como la sopa de menta, habas estofadas o para aromatizar sopas e infusiones.
Utilizada en sopas, cocidos y guisos.

En el cocido se añaden de una a dos hojas, También se emplea en verduras y estofados.

Otros usos:
Al mezclar la infusión con aceite de oliva se obtiene un excelente ungüento que puede ser usado en compresas para curar las quemaduras y como calmante de calambres musculares, o como lubricante.
Se utiliza como hierba aromática, siendo uno de los aromas utilizados para caramelos, chicles, helados y otras preparaciones de repostería aromatizadas con menta. Se utiliza para aderezar ensaladas, sopas, carnes de caza y de cordero. Las hojas también se utilizan para realizar uno de los cócteles más populares, el mojito cubano. La infusión de té con hierbabuena es el conocido té moruno.
Con ellas preparan en el norte de África el té verde.

HINOJO
Foeniculum vulgare

Otros nombres: Fenollo, Hierba santa, Hinojo de Florencia

Botánica:
Planta perenne de hasta 1,8 m de altura, con largas hojas basales divididas en filamentos; sus tallos son resistentes al viento, coronados por diminutas flores amarillas. Se consume también como hortaliza, crudo o cocido.
De propiedades medicinales muy acreditadas en la antigüedad, ahora es apenas una hierba para dar sabor a los guisos o para enmascarar las infusiones. Si las plantamos en macetas será mejor tenerlas en un lugar protegido, pero donde les dé el sol, cardando los frutos y secándolos a la sombra. Se planta en otoño a antes de la primavera, en tierras de buen drenaje, al sol.

Recolección:
Aparte de necesitar sol no requiere más cuidados, adaptándose incluso a terrenos pobres. Dura cinco años, pero su riqueza en semillas es tal que no hay problema de agotarla.

Partes utilizadas:
Se emplean las semillas. De las más enriquecedoras, nos permite aprovechar desde la hoja hasta la raíz, incluso el bulbo del que procede un exquisito sabor anisado. Las semillas de hinojo se añaden también al curry, y aportan su sabor único a una variedad particular de embutido italiano.
Como hierba aromática se utilizan los tallos y las hojas picados, como especia las semillas secas y como hortaliza el bulbo.

Composición:
Cumarinas, umbeliferona y bergapteno en la raíz.
Glúcidos, lípidos, prótidos, cumarinas y esencia en los frutos.
Flavonoides y esencia en las hojas.

Es una hierba muy rica en potasio y calcio, y por ello muy frecuente como planta curativa.

Usos medicinales:
Es carminativa, emenagoga, expectorante y antiespasmódica. Sus semillas machacadas se emplean ampliamente para saborizar platos y facilitar su digestión. También para corregir los gases intestinales, evitar los espasmos y como aperitivo. Posee propiedades importantes como expectorante y mucolítico, para estimular la menstruación y aumentar la diuresis.
Las semillas se mastican para refrescar el aliento.
En el campo medicinal, las hojas y las semillas secas de hinojo se emplean contra la flatulencia y los retortijones, cólicos en los bebés, mientras que una infusión de las hojas puede emplearse para aliviar la vista cansada.
Su efecto como estimulante del sistema nervioso es alto, por lo que hay que emplearlo con mesura en niños pequeños. Tiene aplicaciones en el cáncer de próstata y por su contenido en estrógenos puede ser empleado en terapias adecuadas.

Usos culinarios:
El hinojo se ha empleado en la cocina durante más de 2.000 años, con su suculento tallo y sus deliciosas semillas y hojas.
El hinojo acompaña habitualmente al pescado, pues es la mejor hierba, con un sabor anisado único, y se usa con gran frecuencia en la cocina mediterránea.
Una receta clásica para la preparación de la carpa marina con hinojo describe cómo el pescado es asado a la parrilla y despúes flameado en brandy sobre un lecho de hinojo seco.
Los tallos de hinojo se pueden hervir y comer igual que los espárragos, y tanto los tallos pelados y crudos como las hojas son deliciosos en ensaladas o finamente troceados y esparcidos sobre huevos escalfados.
El hinojo va bien con platos de patatas y queso, y las semillas se ponen a menudo en el pan.

El vinagre de hinojo da también una sabrosa vinagreta, Pruebe a añadir hinojo a un pastel de manzana: constituye una variación tan original como apetitosa.

Las semillas de hinojo se añaden también al curry, y aportan su sabor único a una variedad particular de embutido italiano.

Como hierba aromática se utilizan los tallos y las hojas picados, como especia las semillas secas y como hortaliza el bulbo.

El hinojo puede intercambiarse con el eneldo; emplee el follaje troceado para condimentar pescado, ensaladas, verduras y sopas.

Las suaves hojas envolviendo el arenque o la caballa asados al horno, picadas para un relleno de trucha, o añadidas a una marinada de cerdo; las semillas cocidas al horno con aceitunas negras picadas en pan salado para servir al estilo campesino, con queso y cerveza fría.

Las hojas de hinojo se añaden al cerdo, ternera o pescado, en fumets de pescado, salsa y rellenos, y en la mayonesa y aliños de ensaladas.

Los tallos secos de hinojo se colocan debajo del pescado que se asa a la parrilla o en la barbacoa para darle sabor.

Las semillas de hinojo se emplean como especias, especialmente en el pan, tortas y galletas saladas.

Cuando los plantones han desarrollado sus primeras dos hojas (cotiledón), pueden tomarse como una ensalada picante, que recuerda a la de los brotes de mostaza.

Otros usos:

Los frutos sirven para aromatizar ginebras. También se pueden hacer saquitos con las semillas y agregarlos en la composición de anillos o coronas florales, a las cuales confieren una nota aromática.

También resulta una planta adecuada para el jardín como elemento decorativo, por ejemplo, como fondo en un arriate herbáceo. Con sus umbelas de diminutas flores amarillas y hojas verde oscuro o bronce fino, debido a su tamaño, resulta una planta adecuada para disponer en segundo término.

Confieren un aspecto de velo a los arreglos florales donde se las incluye.

Toxicidad:
No tiene toxicidad, pero su esencia no debe emplearse en niños, ni en hepáticos o embarazadas. No emplear en animales guardianes; les vuelve miedosos.

HISOPO
Hyssopus officinalis

Botánica:
Subarbusto de hojas de fuerte aroma que se abren en espigas de 40 cm. de longitud, con flores de color azul, rosa o blanca. Se puede sembrar mediante semilla o por división en primavera, aunque los esquejes agarran mejor en verano. Es necesario un suelo bien drenado, pero se adaptan a suelos pobres arenosos o alcalinos. Necesita un lugar soleado y la poda se hace en primavera a 5 cm. del suelo.

Recolección:
Se emplean las flores y hojas secadas rápidamente.

Composición:
Contiene un aceite esencial con tuyona, marrubiína, ácido caféico, clorogénico, rosmarínico, flavonoides, fitosterol, triterpenos y colina

Usos medicinales:
Es antiséptico, balsámico, emenagogo. La esencia es uno de los remedios más rápidos para cortar las crisis alérgicas. Mejora el asma, las bronquitis, la tos y la gripe. Con fines medicinales, el hisopo se utiliza contra la tos, constipados, bronquitis y para hacer gárgaras en casos de dolor de garganta.
Son utilizadas como infusión ya que son un buen remedio contra las afecciones de las vías respiratorias.

Uso culinario:
Combina con casi todas las hierbas excepto con el tomillo y la salvia, ya que cubre el sabor y olor de éstas.
Generalmente se usa fresco, ya que cocido pierde el sabor.
Las hojas frescas o secas y las flores se añaden a sopas, guisos, cazuelas y embutidos.
Las hojas frescas pueden usarse en pequeñas cantidades para condimentar ensaladas.
Esta hierba es un ingrediente del licor Chartreuse.
Sus hojas y flores tienen un sabor amargo a salvia-menta y son de un sabor un tanto picante.

Un frugal condimento de hojas frescas de hisopo en ensaladas de tomate o pepino.
Las flores de vivo color azul para presentar platos de carne.
Los brotes tiernos y las hojas se emplean para condimentar ensaladas, verduras, marinadas, caza y setas.
Las hojas frescas y secas puede emplearlas en popurrís, en saquitos para repeler insectos y en el agua del aclarado de la colada.

Otros usos:
En infusión es útil para las digestiones lentas, los gases y la falta de apetito.

Toxicidad:
Su toxicidad es baja. No administrar en el embarazo, ni en individuos epilépticos o muy nerviosos.

JENGIBRE
Zingiber officinale

Otros nombres: Engible, gengibre, injible, astilanchile, ginger.

Botánica:

Se trata de una planta que crece abundante en el Caribe, África occidental y Extremo oriente. Las partes subterráneas: El jengibre tiene un rizoma ramificado distintivo engrosado (tallo subterráneo) que a veces parece algo así como una mano hinchada. El rizoma tiene una capa marrón exterior y un centro de color amarillo pálido con un olor similar al limón picante.
Debe cultivarse solamente en países tropicales.
Las plantas maduras se cultivan en los detrás de las escenas Tropical Nursery en Kew, en una zona que se mantiene a una temperatura de 18-25 ° C y con una humedad elevada. Las plantas se riegan diariamente durante la mayor parte del año.
Los brotes (pseudotallos), hasta 1,2 m de altura, surgen anualmente a partir de yemas en el rizoma. Las cabezas florecientes, en forma de conos separados tallos más cortos, y compuestos por una serie de brácteas semejantes a hojas amarillentas. Las flores son de color amarillo pálido con un labio de color púrpura que tiene puntos de color amarillento y estrías. Los tallos florales no se suelen producir en las plantas cultivadas.

Recolección:
En el invierno se pueden regar con menos frecuencia, pues el tiempo los mantiene húmedos. Se alimentan cada dos semanas con un átomo de nitrógeno, fósforo y potasio y la mezcla de nitrato de calcio.
En invierno los falsos tallos más viejos se retiran de las plantas, y los nuevos se les permiten crecer. En esta etapa los nuevos pseudotallos pueden necesitar replanteo, pero por lo general son lo suficientemente fuertes como para mantenerse a sí mismos.

Partes utilizadas:
Se emplea la raíz o rizoma.

Composición:
El aroma es debido a una esencia que contiene los terpenos siguientes: cineol, felandreno, citral y borneol. El gusto acre y ardiente proviene de los fenoles siguientes; gingerol, shogaol y

zingerona. Los principios acres en el jengibre son los compuestos no volátiles fenólicos, gingerol, gingeridione y shogaol.

Usos medicinales:
Alivia las náuseas y los mareos producidos por los viajes, también los vómitos matutinos de embarazada, y aquellos que son ocasionados por intolerancias medicamentosas. Es antiespasmódico, mejora la digestión de las grasas, y se emplean en las enfermedades producidas por frío, pues genera calor interno. Se le atribuyen propiedades para estimular las defensas, como antiinflamatorio y para reducir el colesterol y la hipertensión.

Es muy utilizado el tallo del jengibre en infusión para curar la tos. También para tratar padecimientos reumáticos, calambres, la raíz machacada se mezcla con el aguardiente, el cual posteriormente se frota sobre la parte afectada.

En casos de artritis y várices se sumergen en alcohol rizomas de valeriana y de jengibre; cogollos de ruda, albahaca, romero, nuez moscada picada y alcanfor. Se deja fermentar la mezcla por 8 días, y esto se frota, cada tercer día, teniendo cuidado de no bañarse el día en que se aplica el tratamiento.

Históricamente se ha empleado el dolor de muelas, contra el asma, los cólicos flatulentos, en las diarreas, en las toses y en la histeria.

A finales del siglo XIX, se le consideraba como afrodisíaco, carminativo, para la afonía, el catarro pulmonar crónico, gota, reumatismo, y en el siglo XX como carminativo en los cólicos, antiespasmódico, estimulante, eupéptico y tónico cerebral.

Usos culinarios
Esta raíz es conocida en Asia desde hace más de 3.000 años, aunque no se sabe muy bien cuál es su origen.

El jengibre confitado o gingembrat llegó a Europa a través de los árabes elaborado en los países asiáticos. Se comercializaba en grandes tarros de porcelana llamados ginger jars. Se dice que como era muy caro, Nostradamus elaboró una confitura con la

raíz de cardo azul aromatizada con un trozo de jengibre para satisfacer al consumo de forma más económica.
Con un rallador fino se pasa unas cuantas de veces la raíz. Después se envuelve en papel film y de vuelta a la nevera.
El jengibre se puede consumir en múltiples elaboraciones, en infusiones, en panes y repostería, aromatizando salsas, arroces, sopas, carnes, pescados, etc. Es muy utilizado en la cocina japonesa y de la India, y cada vez más en occidente.
Condimento frecuente de la cocina asiática así como en la preparación de bebidas libres de alcohol. Asimismo está presente en panes, bizcochos y galletas por su sabor entre picante y amargo.
Da igual que se preparen dulces o salados. Se utiliza tanto en fresco como en seco, incluso, nos lo presentan en conserva de jarabe y cristalizado.
Es muy usado el jengibre fresco en la cocina china, ya que tiene un sabor, limpio, fresco y especiado, así como una textura especial. Picado finamente, machacado o cortado en palillos, se emplea para aderezar muchos platos.

Otros usos:
Previene la formación de coágulos en la patología arterial. Para aliviar dolores de garganta, chupar un trozo de jengibre.
Externamente se emplea su aceite para sabañones, enfriamientos renales y enfermedades reumáticas.

Toxicidad:
Estimula la menstruación, por lo que no debe ser empleado durante el embarazo. Puede ocasionar, igualmente, acidez estomacal.

LAUREL
Laurus nobilis

Otros nombres:

Llorero, Laurel de condimento, Laurel de España, Laurel del Mediterráneo.

Botánica:

Aunque su uso ha sido desplazado casi exclusivamente a la cocina, como especia, también posee interesantes cualidades medicinales. En la época de la dominación romana se usaba para destacar la cabeza de los triunfadores y los poetas, constituyendo un galardón más preciado que los trofeos materiales. Su reproducción puede hacerse mediante esquejes, aunque obtendremos beneficios más inmediatos si compramos un arbolito pequeño. Se desarrolla en tierra húmeda, con buen drenaje, al sol y sitios abiertos.

Crece en terrenos sueltos y húmedos de las vegas, por lo general plantados.

Fácil de cultivar en tiesto, no requiere especiales cuidados.

Necesita un lugar protegido de las heladas.

Conviene plantar los árboles jóvenes en primavera; prefieren un suelo rico, bien drenado y un lugar resguardado y con sol.

Los inviernos severos podrían matarlos si están demasiado al descubierto. Por esta razón, el laurel suele cultivarse junto a una pared, o bien en macetas o tinas.

Los árboles suelen recortarse en formas artísticas, como la tradicional esfera, y son elementos decorativos habituales en porches, terrazas e interiores.

Se multiplica fácilmente con esquejes, que se plantan en verano.

Recolección:

Se recolecta en verano.

Las hojas se recogen, para utilizar frescas, todo el año.

Si se quieren secar se cortan pequeñas ramitas o las hojas, principalmente en otoño.

Para secar las hojas, simplemente basta con colgarlas en ramos en un lugar cálido y seco.

Las hojas adquieren un sabor y aroma más pronunciado si se ponen a secar en la oscuridad, sin que se vuelvan pardas.

Partes utilizadas:
Se emplean sus hojas que se secan con facilidad y se conservan muchos meses.

Composición:
Eugenol, cineol y taninos en las hojas.
Cineol, linalol, geraniol, ácido linoleico, palmítico y oleico en los frutos.

Usos medicinales:
De uso preferentemente culinario se le considera una planta antiespasmódica y digestiva, con ligero poder analgésico. Es sedante de la tos, calma los dolores gástricos y los vómitos de origen digestivo. Regula las palpitaciones cardiacas y suaviza las crisis asmáticas.

Usos culinarios:
Las hojas lustrosas, que despiden una fragancia muy dulce, resultan indispensables en las cocinas francesa y mediterránea, son un ingrediente tradicional en el bouquet garni y tampoco pueden faltar en marinadas, court bouillons, concentrados y adobos.
En la cocina, forma parte del bouquet garní y se usa también en muchas recetas de caza, para marinar y macerar, y en caldos de pescado.
Las hojas del laurel se pueden usar frescas o secas, pero tienen un sabor más intenso las secas. Una vez secas se utilizan en la cocina un poco para todo: estofados, asados, sofritos y adobos de carnes y pescados.
Es recomendable utilizarlo con prudencia, de una a tres hojas, pues su sabor se desprende lentamente y necesita mucho tiempo de cocción. Conviene además, retirar las hojas antes de servir el plato.
Son amargas y aromáticas, liberando un suave olor balsámico cuando se las frota.

Un ramillete de hojas de laurel para adornar una terrina glaseada; una hoja fresca o seca condimentando un estofado o unas finas natillas; un redondel de hojas secas como decoración en la cocina.

En los platos tradicionales destaca su empleo en los guisos de patatas, las judías estofadas, los platos de pollo, ternera, cerdo o cordero y los estofados, Hay muchos platos de marisco y pescado que se condimentan con laurel, como los mejillones en escabeche, el fiambre de bonito, las almejas, etc.

El laurel es indispensable en la preparación de cualquier tipo de escabeche tanto de pescado como de ave. En las mezclas de especias para adobos se utilizan las hojas de laurel molidas, las cuales también se añaden a las salsas con vino, dándoles un incomparable aroma.

Otros usos:
Externamente es eficaz para anular el sudor excesivo de los pies, en las dermatosis y los picores de piel.
Es repelente de las cucarachas y de los gorgojos.

Toxicidad:
La variedad *Laurel cerezo* es sumamente tóxica y no debe ser empleado por su contenido en ácido cianhídrico, salvo por un especialista.

MEJORANA
Origanum majorana

Botánica:
Perteneciente a una familia de especies muy similares, es un subarbusto que alcanza los 60 cm de altura y posee florecillas blancas. Las hojas tienen un gusto similar al tomillo y por eso se usa como condimento.

Recolección:
Se planta en primavera mediante esquejes, aunque las semillas se pueden mezclar en cualquier época, siendo muy lentas de germinar. Se ponen a pleno sol y aunque en invierno es mejor tenerla resguardada del frío es una planta perenne. Los tallos se cortan en cuanto brotan las flores y se secan rápidamente.

Partes utilizadas:
Se emplean las sumidades floridas.
Colgar los tallos en flor hacia abajo en un lugar cálido y aireado para secarlas para adorno.

Composición:
Aceite esencial con terpineol, timol y carvacrol, tanino, ácido caféico, rosmarínico, flavonoides e hidroquinona.

Usos medicinales:
Es digestiva, antiespasmódica y diurética. Su uso más frecuente es como digestiva, espasmolítica y carminativa, así como sedante suave. Tiene poder antiséptico en las infecciones urinarias y es ligeramente hipotensora.

Usos culinarios:
La mejorana fresca con albahaca es muy buena, troceada y esparcida sobre una ensalada de tomate.
Complementa también la delicadeza de vegetales como el pepino o el salsifí, y da un sabor delicioso a las olivas aliñadas en aceite.
La mejorana con gelatina de manzana va muy bien con carnes, calientes o frías, y los platos recién sacados del horno y servidos con bastante mantequilla.
Añada mejorana fresca, troceada, a rellenos y embutidos, o seca, a bolas de masa hervida servidas con cordero.
Utilice mantequilla con mejorana para sándwiches de pollo, o pruébela con patatas asadas.
Anchoas aderezadas con zumo de limón, aceite de oliva y hojas de mejorana para servir como aperitivo.

Añadir hojas frescas a los guisos en el momento de servirlos para que conserven todo el sabor.

Puede también usarse en salsas, rellenos, con moderación en ensaladas, en huevos y quesos, y en macedonias.

Con su aroma dulce y acre, las hojas y las flores secas van bien para popurrís y almohadas de hierbas.

Las hojas y las ramitas de flores son populares en la cocina griega e italiana, con platos de carne, sopas, salsas de tomate, pastas y para aromatizar aceites y vinagres.

La mejorana tiene un sabor similar, pero más suave que el orégano y es mejor usarlo fresco hacia el final de la cocción.

La fuerza aromática de la mejorana, semejante a la del tomillo, perdura largo tiempo en el proceso culinario y puede frotarse en chuletas de carne, antes de asarlas, para dar sabor.

Es una hierba excelente también para escabeches, y un ingrediente importante en un bouquet garni aromático.

Fresca o seca, es una hierba estupenda para pizzas y platos de pasta.

Otros usos:

Externamente sirve para lavados nasales en caso de sinusitis, herpes y heridas. Se suele confundir con el Orégano y aunque sus aplicaciones sean similares, botánicamente se pueden diferenciar por las flores, que en el orégano son más numerosas y de color rosa.

En el área medicinal, la planta puede consumirse como digestiva, y es eficaz en la casa como repelente de insectos.

Toxicidad:

No tiene toxicidad.

MELISA
Melissa officinalis

Otros nombres:

Toronjil, Hierba de limón, Citronela, Abejera, Apiastro, Bedaranjí, Cedrón, Hierba luna, Cidronela, Citraria, Hoja de limón, Torongil, Toronjina.

Botánica:
Perteneciente a una familia de especies muy similares, es un subarbusto que alcanza los 60 cm. de altura y posee florecillas blancas. Las hojas tienen un gusto similar al tomillo y por eso se usa como condimento.

Recolección:
Se planta en primavera mediante esquejes, aunque las semillas se pueden mezclar en cualquier época, siendo muy lentas de germinar. Se ponen a pleno sol, aunque en invierno es mejor tenerla resguardada del frío es una planta perenne. Los tallos se cortan en cuanto brotan las flores y se secan rápidamente.

Partes utilizadas:
Se emplean las hojas y las sumidades floridas.

Composición:
Contiene resina, mucílagos, glucósido y saponina en las hojas. La esencia es rica en linalol, citral, geraniol y citronelal, así como en limoneno que le da el sabor característico.

Usos medicinales:
Es digestiva, carminativa, antiséptica y algo sedante. Es una planta muy eficaz en afecciones "de la mujer", especialmente dismenorreas, jaquecas e histerismos. También tiene buenos efectos como antiespasmódica, sedante y para cortar las náuseas y vómitos del embarazo. Corrige las palpitaciones, ansiedad, vértigos y otros trastornos propios de un sistema nervioso alterado, lo mismo que los calambres y la vaginitis nerviosa. Externamente se emplea para mejorar las heridas, lavar los ojos enrojecidos y como un estupendo baño aromático relajante. Calma el picor de las picaduras de insectos y evita el

estancamiento de la leche materna. No induce al sueño, por lo que es un remedio tranquilizante para tomar durante el día. Desde hace siglos se le ha considerado la mejor hierba para combatir la melancolía y la tristeza.

Usos culinarios:
Las hojitas tiernas y enteras de melisa, están muy ricas acompañando postres, ensaladas de frutas y licores.
Se usa para aliños de ensaladas; en todos los platos en los que interviene el zumo de limón. También se utilizan las hojas para condimentar platos como substitutivo de la cáscara del limón.
Las hojas se utilizan, tanto frescas como secas, para aromatizar ensaladas, salsas, sopas, platos de carne y de verduras, postres y confituras.
En la cocina, su sabor alimonado da frescor a las comidas.
Hay que tener en cuenta que no se deben cocer sus hojas, porque perderían mucho aroma.

Las hojas secas se preparan en infusión a manera de té.
Las hojas frescas, junto con hierbabuena fresca y flor de azahar, se utilizan en algunos cafés de Tánger para aromatizar el té verde.
Las hojas frescas pueden complementar ensaladas, confitarse para decorar bizcochos, y usarse para aderezar el pescado y otros platos.

Otros usos:
Tiene sinergia con el hipericón en las depresiones nerviosas. Con la Melisa se fabrica la popular "Agua del Carmen" o "Agua de Melisa", la cual fue popularizada por los monjes Carmelitas en 1611 y que aún se puede encontrar en herboristerías y farmacias antiguas.
Se usa en la preparación de licores y también en la fabricación de cosméticos.
La Melisa no destaca por sus cualidades estéticas, sino por sus cualidades herbales y aromáticas.

Sabor agradable y fresco, a limón.

Sus hojas suelen utilizarse para dar aroma y sabor al té tanto frío como caliente.

Añadidas en el último minuto a bebidas refrescantes y macedonias, y para sustituir la corteza de limón.

Toxicidad:

No tiene toxicidad.

MENTA
Mentha piperita

Otros nombres:

Menta inglesa, Menta negra, Mentha piperita

Botánica:

La más popular de las plantas aromáticas. Hay quien asocia esta hierba con el poder, la sexualidad y la divinidad, aunque su uso como digestivo es el que más arraigo ha tenido. Resistente a las plagas, solamente necesita agua en abundancia y protegerla del sol fuerte. Si lo hacemos así crecerá rápida y abundante, pudiéndose podar repetidas veces durante el año.

Recolección:

Una vez pasado el verano deberemos cortar los tallos al ras y cubrir el lecho de tierra fértil. Como se reproduce todos los años, será necesario levantarla de vez en cuando y dividir las raíces, lo que mejora su posterior crecimiento. Podemos cultivarla en cualquier recipiente y tendremos hojas en apenas cuatro semanas, aunque su floración se limitará al principio del verano, momento adecuado para cogerla. Hay que manipularla con precaución pues se ennegrecen fácilmente.

Partes utilizadas:

Se emplean las hojas.

Composición:
Taninos, triterpenos, mentol, mentona, flavonoides, ácidos fenólicos, ácido oleanílico, enzimas y pectinas.

Usos medicinales:
Es antiespasmódica, carminativa, antiséptica, balsámica y afrodisíaca. Sus usos más frecuentes son como saborizante de otras hierbas, en licorería, ambientadores y cosmética. Sin embargo, es también un buen remedio para mejorar la función biliar, evitar las malas digestiones, impedir la formación de gases intestinales y suavizar los espasmos. Igualmente nos ayuda a combatir el mareo de los viajes, el vértigo, las palpitaciones nerviosas, los dolores de cabeza y fluidificar las vías respiratorias. Externamente tiene buenas propiedades como antiséptico, antineurálgico, antidoloroso en problemas reumáticos y para aliviar los dolores dentales.
La menta es muy digestiva y tónica por lo que se la utiliza en infusiones.
La infusión de menta, servida caliente o fría con una rodaja de limón, reanima y refresca.
La infusión de menta es una de las más populares por sus efectos balsámicos.

Usos culinarios:
Es una planta típica de la cocina inglesa, en platos de caza y cordero, y también de verduras.

Además del conocidísimo té a la menta que tanto gusta, la menta es un magnífico aderezo de ensaladas, cordero y verduras, en las habas es deliciosa.
La menta se utiliza tanto fresca como seca ya que no pierde su aroma.
Utilizada en pequeñas cantidades congenia prácticamente con todas las hierbas y especias de la cocina.

Todas las mentas tienen un intenso aroma y producen una sensación de frescor en la boca.

En la cocina se suele utilizar para acompañar cordero, ensaladas de pepino, patatas nuevas, mariscos, guisantes y es un ingrediente de la salsa agridulce inglesa.

La salsa de menta, en la que se combina la hierba picada con vinagre como acompañamiento del cordero asado, es el anuncio tradicional de la primavera en Gran Bretaña.

Esta hierba se aplica en Oriente Medio para acompañar postres o frutas; las hojas y los tallos se usan en los preparados de salsas para carnes, así como ensaladas, verduras y algunas bebidas.

Una ramita de menta puede añadirse cuando se cocinan patatas, guisantes, calabacines nuevos y muchas otras verduras.

La menta se pica con mantequilla ablandada para acompañar el cordero; y en gelatina de manzana como conservante para servir con una variedad de aves, carnes y pescados a la parrilla.

En cocina se utiliza para aromatizar salsas y sopas, también para adobar carnes de cordero.

Otros usos:

Combate el mal aliento y se le atribuyen ligeras propiedades afrodisíacas en la mujer.

Es muy frecuente emplear las ramitas de menta como adorno, o para dar sabor a macedonias y bebidas refrescantes, en concreto en el julepe de menta.

De sus hojas se extrae una esencia utilizada para perfumar licores, algunos pasteles y chocolates.

Toxicidad:

No tiene toxicidad.

MIRRA
Myrrhis odorata

Botánica:

Es una planta perenne que crece hasta 1 m por 1 m.

Es resistente a la zona, aunque no resiste bien las heladas.

Está en flor de mayo a junio, y las semillas maduran de julio a agosto.

Las flores son hermafroditas y son polinizadas por abejas, moscas y es auto-fértil.

Adecuada para suelos neutros y básicos.

Puede crecer en semi-sombra (arbolado o luz) o ninguna sombra. Prefiere los suelos húmedos.

Pinchar las plantas de semillero, y desarrollarlas en tiestos en macetas individuales cuando son lo suficientemente grandes como para manejarlas y plantarlas en primavera. La división en primavera u otoño.

Recolección:

Trasplantar las plantas jóvenes en sus posiciones finales en la primavera siguiente.

Se retira la raíz principal y se corta las restante en secciones y volver a sembrar en su posición permanente.

La planta produce hojas frescas desde finales del invierno hasta principios del invierno siguiente.

Las hojas también pueden ser secadas para su uso posterior.

Lo mejor es evitar la planta en floración si se requieren las hojas para uso culinario, porque pierden su sabor cuando la planta está en flor.

Usos medicinales:

Toda la planta, incluyendo la semilla, es aromática, carminativa, expectorante y estomacal.

Es útil en el tratamiento de la tos y flatulencia, y también como un estimulante suave para el estómago. La raíz es antiséptica y en decocción se ha utilizado para el tratamiento de las mordeduras de serpiente y perro.

Un ungüento hecho de las raíces se ha usado para aliviar la gota y calmar heridas.

Usos culinarios:
Las hojas crudas o cocidas tienen un delicioso sabor a anís dulce y son del agrado de la mayoría de las personas.
También se utilizan como condimento para las verduras, y son un ingrediente importante de la mezcla de hierbas "bouquet garni".
Se pueden cocinar con frutas con el fin de reducir su acidez.
Con tal de que no sea demasiado vieja, la raíz puede ser hervida y mezclada con otras verduras o añadida a las ensaladas
De sabor anisado, se utiliza por lo general como saborizante, pero también se puede comer crudo, mientras que aún está verde y antes de que se haya formado la capa fibrosa.

Otros usos:
Las hojas y las semillas son buenas como pulimento para la madera. Para ello se las frota sobre la madera y luego con un paño limpio para eliminar cualquier verdor. Especialmente buenas en los paneles de roble, dando un acabado brillante precioso y un olor aromático.
Es un excelente ambientador de la boca.

MOSTAZA
Brassica juncea

Otros nombres:
Mostaza parda, Mostaza oriental, Mostaza de la China, Mostaza india.

Usos culinarios:
La preparación de la mostaza a partir de las semillas es una práctica muy antigua; originalmente se mezclaban las semillas molidas de mostaza con miel y vino, y más tarde se reemplazó el vino por vinagre o mosto (del nombre latino del mosto, mustum, viene el nombre de mostaza). Consiste en añadir a una cierta cantidad de polvo de mostaza vinagre muy fuerte para disolverla y, una vez formada la masilla, se deja seis horas; a continuación

se añade mosto o arrope poco a poco, se revuelve y se deja reposar un par de horas.

Este preparado se podrá utilizar solamente durante un par de semanas, pero al final se irá descomponiendo y perdiendo fuerza.

La mostaza seca y triturada no tiene aroma, el cual sólo se desarrolla cuando se humedece.

La planta de mostaza sólo adquiere su sabor picante cuando se mezcla el aceite esencial con agua.

Ni las hojas ni las flores son aromáticas.

Los brotes germinados en interiores y servidos como ensalada picante.

Las menudas y redondas semillas de mostaza como una especia conservada en vinagre para dar color y textura a las verduras.

El polvo de mostaza para poner una pizca de sabor a los aliños de ensalada y platos de huevos.

El sabor picante de la mostaza se debe a un aceite esencial que se forma sólo cuando el polvo seco de la mostaza se mezcla con agua.

No se encuentra en la semilla seca, ni tampoco en el polvo seco.

El polvo de la mostaza debe mezclarse con agua fría.

El agua hirviendo destruye las enzimas y produce un sabor amargo.

El polvo seco de la mostaza se añade a aliños de ensaladas para dotarlos de un gusto picante, a huevos y quesos, y puede frotarse en la carne antes de asarla.

Mostaza blanca,
Sinapis alba

Otros nombres:
Jenabe, Ajenabe

Usos culinarios:
Sabor suave y delicado.

Usada con discreción se puede mezclar con todas las hierbas y especias de la cocina.

Las hojas tiernas pueden ser consumidas en sopas y ensaladas.

Cuando se utilizan como verdura en grandes cantidades, conviene hervirlas al menos media hora en agua salada, escurrirlas y presentadas con cebollitas picadas, aliñadas con aceite de oliva, zumo de limón y sal.

En algunos países, como Francia, se utilizan las plántulas para hacer ensaladas.

Las semillas enteras se emplean para encurtidos y como ingredientes de adobos.

La semilla de la mostaza blanca es un conservante usado en adobo, ya sea sola o como un ingrediente más de una mezcla de especias para adobo.

De fuerte y picante sabor se trata de una mezcla de especias molidas, junto con vinagre o vino. Estaba ya presente en las mesas de griegos y egipcios y en la actualidad hay quien no concibe una hamburguesa sin su sabor. Pero con mostaza también se degustan platos más elaborados de sabor exquisito. La planta de mostaza sólo adquiere su sabor picante cuando se mezcla el aceite esencial con agua.

Mostaza negra
Brassica nigra

Otros nombres:
Ajenabo

La mostaza de Dijon se prepara a partir de semilla de mostaza negra mezclada con vino y especias; la mostaza de Burdeos, un tipo de mostaza oscura, contiene vainas de sernilla; la mostaza inglesa consiste generalmente en una mezcla de semillas negras y blancas, sin las vainas, con harina de trigo.

Sabor y olor típico de mostaza, más fuerte que el de la mostaza blanca.

En pequeñas cantidades mezcla bien con todas las hierbas y especias.

Las hojas son ricas en vitaminas, y si están lo bastante tiernas pueden ser consumidas en ensaladas o como verduras.

Las hojas pueden utilizarse preparadas en encurtido y conservadas en vinagre.

NUEZ MOSCADA

Myristica fragrans

Otros nombres:

Nuez moscada, Moscadero

Botánica:

También denominado *Miristica Olorosa*, se trata de un árbol de hasta 10 metros de altura, perteneciente a la familia de las Miristicáceas. Posee hojas de color verde intenso, oblongas, con flores amarillas perfumadas. El fruto es amarillo o rojo y cuando se abre muestra una semilla dura que se denomina Nuez Moscada. Posee unas flores pequeñas de color amarillo y un fruto que al abrirse da una semilla dura y leñosa. Su sabor es muy agradable y se le puede emplear incluso para aromatizar bebidas calientes y ponches. Forma parte del agua de El Carmen.

Recolección:

Hay que esperar a que las semillas estén bien maduras y abiertas.

Partes utilizadas:

Se emplean los frutos.

Composición:

Materia grasa, ácidos esenciales, pineno, canfeno, geraniol, eugenol y miristicina.

Usos medicinales:
Su fuerte aroma la hace idónea como aromatizante en licorería y guisos. También se le reconocen propiedad como carminativa, estimulante general, antiséptica y como reforzador de las defensas. Es útil para diversas patologías del aparato digestivo, como dispepsias, gases, colitis espasmódicas e infecciones gástricas. Es un poderoso estimulante uterino y por ese motivo se emplea en las amenorreas y para estimular las contracciones en el parto.

Usos culinarios:
En Europa la nuez moscada se emplean en platos dulces y salados mientras que los árabes la emplean para guisos de cordero.
También a los macarrones, estofados de carne, al pudin de frutas, en bizcochos de miel, postres y ponches de fruta.
En Italia se emplea con los platos de verduras, ternera y rellenos para pasta.
En general acompaña muy bien los asados y pasteles de carne, así como en platos de huevos y queso.
Conocida desde los tiempos de la antigua Inglaterra es un aliado en bebidas, tartas, pasteles, purés y pudines, gracias a su sabor peculiar. En Italia se emplea a menudo para rellenos de carnes. La nuez rallada ofrece un polvo que es lo que se utiliza en cocina y se aromatiza la bechamel.
En Europa la nuez moscada se emplean en platos dulces y salados mientras que los árabes la emplean para guisos de cordero.
También a los macarrones, estofados de carne, al pudin de frutas, en bizcochos de miel, postres y ponches de fruta.
En Italia se emplea con los platos de verduras, ternera y rellenos para pasta.
En general acompaña muy bien los asados y pasteles de carne y platos de huevos y queso.

Otros usos:
Externamente se aplica para calmar el dolor de muelas. Solamente debe usarse para aromatizar comidas en bebidas en

dosis pequeñas, ya que en infusión es muy fácil sobrepasar la dosis y dar lugar a envenenamientos graves.

Toxicidad:
Su grado de toxicidad es bajo. No emplear la esencia a diario sino esporádicamente.

ORÉGANO
Origanum vulgare

Otros nombres:
Mejorana silvestre, Orenga

Botánica:
Aunque existen diversas variedades y es normal confundirlo con la Mejorana, a fin de cuentas es de la misma familia, recomendamos para plantar en macetas la variedad Origanum onites, la cual encontraremos fácilmente en las floristerías. Este Orégano necesita sol y un suelo suelto, nada apelmazado, crece casi 60 cm y es bastante productivo durante años, aunque muere todos los inviernos. Si tenemos la precaución de podarlo enérgicamente al final del verano y trasladamos la maceta a un lugar cálido, quizá nos de hojas nuevas incluso en época fría.

Recolección:
En tiempo de floración, entre julio y septiembre, recoger los tallos más gruesos. Para plantarlo se hace por división o por esquejes de brotes tiernos en primavera. Si es por semillas hay que ponerlas en una cajonera a una temperatura media de 15ª C.

Partes utilizadas:
Se emplean las sumidades floridas.

Composición:
Terpineol, ácido caféico, timol, carvacrol, rosmarínico y clorogénico, flavonoides, linalol y ácido ursólico.

Usos medicinales:
Carminativo, expectorante y antiséptico. Mejora las digestiones, impide la formación de gases y tiene efecto tónico general. Ayuda a producir la menstruación y suaviza las vías respiratorias. Forma parte de las especias que reducen los gases intestinales, como el laurel o el tomillo.
Su aceite esencial posee propiedades antibióticas.

Usos culinarios:
Es una de las plantas más conocidas y usadas en la cocina española.
Esta hierba es importante en la cocina italiana, griega y mexicana.
El orégano es uno de los integrantes del mejor chili con carne, y queda delicioso con mozzarella y tomates.
Las hojas secas dan un aroma fuerte y sabroso a una salsa de aceite y limón que se sirve con el pescado y carne asada.
Con ella se adoba, frecuentemente, la carne para preparar chorizos.
También es muy utilizado en Italia, donde no falta en una buena pizza o en el osso bucco, Los mexicanos también la usan en el chili con carne.
Empleada en asados de berenjenas y calabacines.
Combina muy bien con el tomate, por lo que resulta ideal para platos elaborados con su salsa, como las pastas y las pizzas.
Se suele usar seca más que fresca, en platos de sabor intenso en los que predominan ingredientes como pimientos, ajo, tomates, cebollas y vinos.
Es un ingrediente tradicional del polvo de guindilla mexicano, y durante mucho tiempo se ha empleado como condimento de las salsas de chile y los frijoles con chile.
Las hojas frescas, que se venden en manojos en los mercados de Italia y Grecia, constituyen ingredientes muy útiles para ensaladas, guisos (se añaden hacia el final del tiempo de cocción), sopas, salsas, patés y platos de aves.

El orégano seco queda especialmente bien con tomate, judías, berenjenas, calabacines y arroz, y en platos como el arroz pilaf o el risotto.

Se usa para aromatizar comidas cocidas o crudas, quesos, huevos y ensaladas (especialmente de tomates) y para conservar hortalizas en aceite y en vinagre, en las salsas y en los licores digestivos.

Una sopa de calamar enriquecida con tomate y aromatizada con hojas frescas de orégano.

Risotto de pollo aderezado con orégano en el momento de servirlo.

Ensalada de berenjenas a la que una fina lluvia de hierbas frescas o secas proporciona el inconfundible sabor de Grecia.

Es la hierba aromática por excelencia de la cocina italiana, única para condimentar pizza y pastas, así como carnes de todo tipo, rellenos, ensaladas y huevos.

Otros usos:
Externamente se puede emplear para lavar heridas, quemaduras, úlceras y en dolores reumáticos. La esencia es eficaz para calmar localmente el dolor de oídos.

Toxicidad:
No tiene toxicidad, pero no emplear la esencia a dosis altas ni en niños.

PEREJIL
Petroselinum crispum

Planta herbácea de la familia Apiaceae que se distribuye ampliamente por todo el mundo y generalmente se cultiva para ser usada como condimento. Su cultivo se conoce desde hace más de 300 años, siendo una de las plantas aromáticas más populares de la gastronomía mundial.

Botánica:

Planta bienal, que también puede cultivarse como anual. Forma una roseta empenachada de hojas muy divididas, alcanza los 15 cm de altura y posee tallos floríferos que pueden llegar a rebasar los 60 cm, con pequeñas flores verde amarillentas.

La variedad perejil grande Petroselinum sativum tuberosum, posee una raíz engrosada axonomorfa, parecida a la chirivía, que es la que se consume como hortaliza cruda o cocinada. Esta variedad tiene hojas más grandes y rugosas que las del perejil común y más similares a la especie silvestre.

Es una planta muy fácil de cultivar, hasta en una maceta se puede sembrar y acepta la siembra todo el año teniendo cuidado de protegerla de los fríos intensos. Así que la podemos encontrar en huertos, jardines y a veces en márgenes de caminos, muros, cultivos, etc. de toda Europa y en parte de Asia. También se le encuentra aclimatada en zonas templadas de América.

Recolección:

Debemos elegir manojos bien frescos y que el color de sus hojas sea de un verde bien intenso, además de que las hojas estén bien erguidas.

Para conservarlo hay que poner el ramo de perejil en un recipiente con agua y cubrirlo con una bolsa plástica y guardarlo en el frigorífico cambiándole el agua a diario.

Otra forma de conservarlo mucho tiempo es congelándolo.

Recomendamos lavarlo bien, escurrirlo y ponerlo sobre un paño seco un rato.

Composición:

Flavonoides (apiína, luteolina, y apigenina), aceite esencial (apiol, miristicina), cumarinas (bergapteno, imperatorina)

Es el vegetal verde más rico en betacaroteno, un importante antioxidante e imunoprotector.

Es también una fuente excelente de calcio (138 mg. por cada 100 g.), y una taza de perejil picado aporta la misma cantidad de dicho mineral que un vaso de leche, pero además, al aportar simultáneamente vitamina C y magnesio, con lo cual la absorción del calcio mejora.

Es una buena fuente de potasio (554 mg. por cada 100 g.)

Contiene más hierro que las carnes rojas (6,20 mg. por cada 100 g.).

Usos medicinales:

Sus propiedades medicinales están presentes solamente cuando es fresco.

Los aceites volátiles del perejil miristicina se han demostrado eficaces para inhibir la formación de tumores en los estudios animales, y particularmente, en la formación del tumor en los pulmones. La miristicina también se ha demostrado que activa la enzima glutatión-S-transferasa, que ayuda a la fijación del glutatión en las moléculas oxidadas que harían daño al cuerpo.

La actividad de los aceites volátiles del perejil lo califica como alimento "quimioprotector", y particularmente, un alimento que pueda ayudar a neutralizar tipos particulares de agentes carcinógenos (como los benzopirenos que son parte de humo del cigarrillo y de humo de la parrilla del carbón de leña).

El perejil es considerado como una planta digestiva, que ayuda a la hora de hacer mejor la digestión, previniendo o aliviando los espasmos intestinales y los síntomas tan molestos causados por las digestiones lentas.

Además de estas cualidades digestivas, por su contenido en fibra se convierte en una opción natural interesante a la hora de regularizar el tránsito intestinal.

Por su riqueza en potasio y su efecto diurético, el perejil también es recomendado como hipotensor.

Promueve el flujo menstrual y combate los dolores de la menstruación. Puede ayudar a provocar una menstruación que se retarda.

Combate el mal aliento por su riqueza en clorofila, siendo recomendable masticar tallos y hojas de perejil.

Tanto la raíz como la semilla aparecen registradas en farmacopeas europeas, y uno de sus componentes, el apiol, descubierto en 1849, se comprobó que era efectivo en la cura de la malaria y problemas asociados a ella.

El aceite esencial de perejil estimula el apetito e incrementa el flujo sanguíneo al estómago y al útero, por lo que se ha venido utilizando como ayuda para la digestión y para regular la menstruación.

Las raíces, comidas igual que los nabos, activan los riñones y han sido usadas medicinalmente en dolencias renales así como en inflamaciones de próstata.

Comido crudo y fresco funciona como digestivo.

Usos culinarios:

Su aroma y sabor son únicos y es muy recurrente en la gastronomía española. Su presencia es frecuente en platos al horno, albóndigas, carnes, salsas, pescados, aunque podría servir para sazonar prácticamente todos los alimentos.

De agradable color verde y sabor ligeramente picante.

En la cocina se usa para acompañar, decorar o preparar diversos platos (ensaladas, sopas, carnes rojas y blancas, tortilla a la francesa, etc.) y también en salsa verde, solo o con ajo, mezclado con alcaparras, etc.

Mezclado con mantequilla o pan rallado es simplemente delicioso.

El perejil se puede emplear en casi cualquier plato, pero la salsa de perejil resulta especialmente deliciosa con jamón, y la mantequilla con perejil y ajo es una forma clásica de acompañar los caracoles; también es deliciosa con mejillones y muchos otros pescados y hortalizas.

El perejil troceado puede añadirse a sopas, mayonesas, vinagretas, y rociarse sobre hortalizas; sus tallos son un ingrediente básico para un bouquet garni.

La semilla se usa para la preparación de curry, panes y salchichas. Al machacarlas se obtiene un sabor exótico.

No es conveniente ponerlo mucho tiempo en remojo, práctica habitual, pues se pierde la vitamina C.

El mejor método que se conoce para eliminar el olor a ajo en el aliento es masticar una ramita de perejil.

Toxicidad:
El perejil contiene gran cantidad de ácido oxálico, un componente implicado en la formación de piedras en el riñón y en deficiencias nutricionales. No deben abusar de él las mujeres embarazadas o que estén amamantando.

PERIFOLLO
Anthriscus cerefolium

Otros nombres:
Cerefolio, Perifolio, Cerifolio, Mirra, Perifollo oloroso, Perifollo almizclado.

Botánica:
Pertenece a la familia de las Umbelíferas, y su origen está en Oriente Medio, el sur de Rusia y el Cáucaso.
Está emparentado con el perejil con el que se confunde a menudo.
Es una hierba anual de 50 cm hasta 80 cm de altura.
Está cubierta de pelos, aromática.
Crece en bordes de caminos y lugares de residuos.

Recolección:
En la cocina se utilizan sus hojas que se cosechan antes de la floración. Las hojas pierden pronto su aroma y resultan mejor si son frescas y se añaden al plato al momento de servirlo.
Las raíces son comestibles, pero cogidas sólo en primavera o en otoño y hervidas en agua con sal antes de comerlas, pues en caso contrario resultan indigestas.

Usos medicinales:
Como planta medicinal es depurativo de la sangre y diurético.
Una ensalada de 100 g de perifollo constituye un fuerte tónico y estimulante.

Además es estimulante del apetito por lo que está muy indicado para condimentar sopas.

Usos culinarios:

Sabor dulce, parecido al anís.

Las hojas tiernas, antiguamente, se tomaban en potajes en Inglaterra, y también en ensaladas, Las raíces tiernas eran consumidas, hervidas, en Silesia.

También preparaban unas confituras con las raíces con suave sabor de anís.

La planta fresca y troceada puede ser utilizada como saborizante y edulcorante para los platos con frutos agrios, como las compotas de manzanas y las conservas de agracejo, donde proporcionan un sabor más bien dulce y ligeramente anisado.

Se puede preparar con las hojas una salsa para acompañar al pescado.

Se recomienda utilizarlo solo, pues con otras hierbas, tales como albahaca, tomillo y orégano, pierde el aroma al ser cubierto por el de éstas.

Se puede mezclar con perejil y cebollino.

El perifollo, junto con el cebollino, el perejil y el estragón, forma parte de la mezcla *defines herbes* usada en la cocina francesa, y se emplea especialmente para condimentar tortitas.

Es también una de las hierbas que componen las salsas ravigote, y se suele combinar con el estragón para dar sabor a la bechamel y otras cremas.

Dicen de él que acentúa el aroma de otras hierbas.

Tiene un delicado sabor anisado, tan sutil que hay que usarlo generosamente.

Conviene añadirlo a la comida al final del proceso de cocción para que no pierda aroma.

Es bueno en ensaladas verdes, con huevos, y mezclado con mantequilla, acompaña a la carne o al pescado.

Es uno de los componentes de las "finas hierbas"

Picado en mantequilla ablandada acompañando la carne o las aves a la parrilla, son un condimento aromático en sopas, y combinan bien con huevos y quesos.
Ramitas de perifollo fresco cultivado y añadido a la bechamel como acompañamiento del pescado.
Las hojas, finas y rizadas, usadas para adornar el queso o el pollo.
Las hojas frescas picadas añadidas a una tortilla esponjosa en el momento de servirla.
Las hojas frescas y tiernas se comen en ensaladas, como la típica ensalada italiana, potajes y sopas, salsas, pescado, requesón, etc.
Las sopas son platos de Cuaresma y un elemento indispensable en las mesas de las familias católicas alemanas el jueves Santo.
La sopa se prepara sofriendo tres cucharadas de perifollo picado, fresco o seco, en dos a tres cucharadas de mantequilla o aceite; a continuación se añaden dos cucharadas de harina y se diluye con algo de caldo frío o simplemente agua.
Luego se añade a la mezcla medio litro de caldo caliente, un poco de sal y se deja cocer todo unos veinte minutos; antes de servir se puede añadir una cucharada de crema de leche o nata líquida.

Otros usos:
Las hojas se emplean asimismo para aromatizar el vinagre de vino y para preparar una infusión en agua que refresca la piel.

PIMIENTA
Piper nigrum

La pimienta es una especia originaria de la India. Existen tres tipos de pimienta, blanca, negra y verde. Realmente son la misma especie recogida en distinto grado de maduración o que ha sufrido un distinto proceso.

Otros nombres: Pimienta negra, Pimentero, Árbol de la pimienta.

Botánica:

La planta tarda entre 6 y 8 años en alcanzar su plena madurez y a
partir de entonces, produce fruto.

Recolección:

Las bayas se cosechan dos o tres meses después de la floración,
cuando tienen un color rojo amarronado y ya han llegado a su
tamaño definitivo. Se secan al sol durante 7-10 días.

Si se cogen las bayas, antes de estar maduras y se dejan secar al
sol, fermentan, se arrugan y oscurecen hasta volverse marrones,
casi negras; es lo que conocemos por pimienta negra.

Si se dejan madurar las bayas en la planta, entonces se vuelven de
color rojizo. Después de recogerlas, se mojan en agua de mar, se
les quita la cáscara y el núcleo interior es de color blanco, que se
pone a secar, de esta forma tenemos la pimienta blanca.

Usos culinarios:

El mejor modo de emplear la pimienta sigue siendo el clásico, dar
unas vueltas al molinillo por encima del producto cocinado poco
antes de servir.

Los granos enteros se usan para sazonar caldos y guisos líquidos
y en charcutería, y machacada ligeramente, se añade en las
mezclas de especias secas y adobos.

El mejor modo de emplear la pimienta sigue siendo el clásico, dar
unas vueltas al molinillo por encima del producto cocinado poco
antes de servir.

Pimienta verde

Es el fruto recogido en un estado inmaduro. Tiene un sabor
ligeramente mentolado. Se suele usar entera o con unos golpes en
el mortero, en guisos de pescado, asados de carne, salsas de nata
o con marisco... Se presenta en grano dentro de tarros y cubiertos
de salmuera; Esta agua, una vez abierto el bote, no debe ser
eliminada para favorecer la conservación.

Los granos de pimienta verde son los que se recogen antes de
madurar, que suelen conservarse en salmuera o en vinagre.

La pimienta verde con un sabor algo más suave y frutal aunque picante, se puede añadir a la mayonesa para mariscos o ensaladas de huevos e incluso agregarla a las salsas de nata que se sirven con carnes fritas como pechuga de pato o ternera e incluso en algunos artículos de charcutería.

Pimienta negra

Se consigue recogiendo el fruto inmaduro y secándolo. Es la más usada de las tres. Tiene un sabor más fuerte y picante. Se añade entera a estofados, escabeches, asados o algunos embutidos...
Se muele en muchos guisos, carnes a la plancha, escabeches, marinadas, salsas, ensaladas. Se puede encontrar entera o en polvo, es preferible la entera y rallarla en el momento, ya que tiene mejor sabor.
La pimienta negra posee un sabor picante, no es ni dulce ni salada por lo que puede emplearse con ambos tipos de comida.

Pimienta blanca

Es el fruto maduro al que se le quita la cáscara. Tiene un sabor menos pronunciado que la negra. Se usa molida en marinadas, con el pescado, en preparaciones con queso, como foundes o racletes, en la bechamel o en salsas con nata, sopas, huevo, tartas saladas...

Al igual que la negra se encuentra en grano o en polvo.
También es preferible la de grano. La pimienta blanca en grano es más picante que la negra, pero no tiene el perfume y sabor de la pimienta negra. Se emplea cuando se quiere dar sabor de pimienta a una salsa blanca o de nata, platos de huevos, sopas ligeras de nata, natillas especiadas o mayonesa.

Pimienta roja

Es la menos habitual en nuestro mercado, es el fruto maduro con su cáscara. Es difícil de encontrar y no hay que confundirla con la pimienta cayena, ya que hay gente que llama a esta última así.
La pimienta es después de la sal el condimento más usado en cocina y la especia más utilizada. Tanto es así que es habitual encontrar en los restaurantes el salero junto al pimentero. En Francia lo habitual es que haya en la mesa un molinillo de pimienta.

Otros tipos de pimientas

Pimienta larga: es casi imposible de encontrar en nuestros mercados, incluso muy difícil en su país de origen, la India. Es una pimienta de un centímetro y medio de largura. Es más fuerte que la pimienta habitual.

Pimienta rosa: son unas baya rosadas de un árbol sudamericano. Tienen un sabor ligeramente resinoso. Si se consume en grandes cantidades es tóxica. Para consumirla se cultiva en América del Sur, sin embargo, se puede encontrar en ciertas partes del Mediterráneo, como la Costa Brava o Mallorca, usadas como árboles de decoración.

Pimienta cayena: no es realmente una pimienta, es una guindilla pequeña y muy picante. Se suele encontrar entera o ya molida.

Pimienta mignonette: No es un tipo distinto de pimienta. Es una mezcla de bayas, blanca y negras y molidas. Es habitual en Francia como condimento de mesa.

Pimienta de Jamaica: es también conocida como pimienta inglesa o pimienta de México. Es originaria de América. Las mejores bayas se cultivan en Jamaica. Su sabor es muy complejo: es una mezcla de clavo, pimienta, nuez moscada y canela con un punto picante.

Pimienta de Sechuán: no tienen ninguna relación con la pimienta. Es una baya de un arbusto que crece en China en la región de Sechuán. Tienen un aroma especiado a madera con un sabor picante. Es prácticamente desconocida en nuestros mercados. Antes de usarla, hay que tostar las bayas en una sartén y molerlas a continuación.

Maniguette (granos del paraíso): Pequeñas bayas silvestres provienen de Guinea, de tamaño más pequeño que la pimienta, es de forma irregular y similar a la pimienta de Sechuán, con un sabor más suave. Su sabor recuerda al coco.

Sansho: es conocida también como pimienta japonesa. Se elabora con las vainas del fresno espinoso japonés. Se encuentra en mercados chinos y japoneses, ya han molida.

PIMENTÓN
Capsicum annuum

Otros nombres:
Pimientos de adorno, Pimientos enanos, Pimiento ornamental, Ají decorativo.

El género Capsicum, que incluye entre 20 a 30 especies, tiene su centro de origen en las regiones tropicales y subtropicales de América, probablemente en el área Bolivia-Perú, donde se han encontrado semillas de formas ancestrales de más de 7.000 años, y desde donde se habría diseminado a toda América.
La historia del pimentón se remonta a Cristóbal Colón quien ofrendó a los Reyes Católicos, en 1493, esta planta y su exótico fruto traídos del Nuevo Mundo.
Países productores son: América del Sur, España, Estados Unidos y Hungría.

Botánica:
Familia de las solanáceas.

Planta anual que muere tras la fructificación. Desarrolla una altura de 20-40 cm.

Tallos leñosos y recurvados. Follaje denso y verde brillante; hojas estrechas, lanceoladas, con nervios marcados.
Los frutos (pimientos) amarillos, naranjas y rojos en otoño-invierno, aunque existen numerosos híbridos procedentes del cruce entre Capsicum annuum y Capsicum frutescens. En los últimos años han aparecido nuevas variedades procedentes de Suramérica, con frutos de color violeta, blanco y negro.
Estos pimientos son comestibles, aunque pueden ser muy picantes según el cultivo.
Ubicar en jardín, balcón e interiores luminosos, siendo lo más adecuado a pleno sol.
Se deben plantar al aire libre después del período de heladas, con el riego moderado, lo suficiente como para mantener el sustrato fresco, pero sin excesiva humedad.
Durante el periodo de crecimiento (primavera-verano) abonar semanalmente; suprimir el abonado una vez formados los frutos y mantener a unos 18°C para que se mantengan más tiempo.
La multiplicación se realiza por semilla, preferiblemente al comienzo de la primavera.
Germinación en 10-14 días a 21°C.

Composición:
La característica picante se la debe a la "capsaicina" presente en una proporción muy baja que junto con otros componentes llamados capsaicinoides no superan el 1% (en el chile, por ejemplo, la proporción es superior al 1%).
Alcaloides, capsacutin, capsaicina, capsantina, PABA Capsico, ácidos grasos, flavonoides, azúcares, caroteno, el aceite volátil, y vitaminas A, B1, B2, B3, B5, B6, B9, y C.

Usos medicinales
Se utilizan a menudo como un quemador de grasa natural y analgésico, para tratar las úlceras, aumentar el metabolismo,

mejorar la circulación, estimular el sistema inmunológico. Ayuda a la digestión, náuseas, la artritis, pleuresía, enfermedad de Raynaud.

Como un tónico para el corazón, los riñones, los pulmones, el páncreas, el bazo y el estómago y para tratar el herpes, herpes zoster y el reumatismo. También se conoce para combatir escalofríos y se ha utilizado para tratar los juanetes, la psoriasis, la pleuritis y pericarditis.

Pequeñas cantidades de la fruta fresca o el polvo pueden estimular el apetito y expulsar lombrices.

En resumen: Un estomacal estimulante. Un catalizador para todas las hierbas. Mejora la circulación, ayuda a la digestión al estimular los jugos gástricos, estimula el apetito, reduce la inflamación, es un estimulante leve o tónico, mejora el metabolismo, alivia el gas, los resfriados, escalofríos y detiene el sangrado de úlceras. Bueno para los riñones, pulmones, bazo, páncreas, corazón y estómago.

Uso culinario:

Sus variedades pueden ser: dulce, agridulce y picante.

Su color puede variar del rojo-naranja al rojo-sangre.

Se utiliza como condimento, como adobo para chorizos, sobrasada, longaniza y chacinería en general.

Condimento perfecto para conceder a la comida sabores entre picantes y dulces, y darle un toque de color. Procedente del polvo del pimiento rojo desecado, es muy típico de ciertos preparados en la cocina húngara, así como en la española en el pulpo a la gallega.

ROMERO
Rosmarinus officinalis

Otros nombres:

Romeo, Rosmarino

Botánica:

Abundante en todas las zonas mediterráneas es, sin embargo, una planta que crece con facilidad en cualquier lugar, incluso en climas muy secos. Solamente hay que tener cuidado de los fuertes vientos del norte, por lo que estará mejor al lado de algún muro protector. Si dispone del espacio suficiente alcanzará una altura entre 60 y 120 cm. y para ello solamente requiere sol y tierra bien drenada y rica en cal. Sus flores son de tonalidad violácea y brotan en primavera, aunque no sobreviven a los inviernos rigurosos, salvo la variedad en macetas, mucho más pobre en esencias que la silvestre.

Composición:
Ácidos caféico, clorogénico y rosmarínico, taninos, resinas, flavonoides, pineno, canfeno, borneol y alcanfor.

Recolección:
Aunque puede sembrarse a partir de semillas, lo mejor es coger un esqueje joven de una planta que tenga fuerte olor, teniendo la precaución de no exponerlos a los fríos hasta que hayan echado raíces. Se recolecta en primavera y verano, justo antes de la floración, aunque sus hojas son perennes y se recogen todo el año.

Usos medicinales:
Carminativo, hipertensor, colagogo, antirreumático. Una extraordinaria planta comparable al popular Ginseng y que se emplea en decaimientos, hipotensión, insuficiencia biliar, amenorrea y espasmos digestivos. Mejora la memoria, estimula el sistema nervioso y tiene efectos contra el exceso de colesterol.
Está indicado para las afecciones hepáticas y digestivas, propiedades que también posee la miel de romero.
Tiene propiedades estimulantes, antiespasmódicas, diuréticas, vulnerarías y desinfectantes, Es un buen colagogo, es decir, activa la secreción biliar. Se emplea en estados de agotamiento y para desinfectar.

Usos culinarios:

El mejor aceite se obtiene de los tallos tiernos, durante o inmediatamente después de la floración.

Se emplean las hojas que se pueden colgar a la sombra en pequeños ramilletes.

Por su olor y sabor fuertes cubre el aroma de otras especias y hierbas por lo que se debe utilizar moderadamente.

Su aroma tiene un toque muy característico, siempre ligero y fresco que recuerda al campo, por eso va muy bien con las carnes de caza. Su sabor único se aprovecha para acompañar platos fuertes y grasos como asados, guisos, escabeches. Se le reconocen beneficios para una buena digestión.

En pequeñas cantidades congenia con cebolla, laurel, tomillo y algunas especias, como la pimienta.

Por esto se recomienda emplearlo sólo o en mezclas con pocos ingredientes, uno o dos, por ejemplo con ajo, con tomillo, etc.

En pequeñas cantidades congenia con cebolla, laurel, tomillo y algunas especias, como la pimienta.

Va muy bien en salsas de tomate.

También se usan para aromatizar y embellecer aceites y vinagres embotellados.

Es preferible utilizarlo seco, ya que fresco puede tener cierto amargor y es un habitual de carnes asadas, cordero, caza, pescado.

Los italianos lo utilizan también mucho en el arroz.

Las hojas frescas o secas sirven para condimentar carnes (en especial cordero y cabrito), sopas y guisos; tienen un sabor amargo y recinoso, y una textura rugosa, de modo que se deben picar finamente o usar en ramitas que pueden retirarse antes de servir.

Se añaden cantidades muy pequeñas (en general en polvo) a biscochos y mermeladas.

Se utiliza en condimentación de salsas, sobre todo de tomate, sopas, carnes, aves, caza y pescados asados.

Menos conocido es su empleo en ensaladas, dulces (se preparan caramelos hirviendo juntas una libra de flores y libra y media de azúcar, sin que se den más de dos o tres hervores) y jaleas.
En Italia también se utiliza en charcutería.

Otros usos:
Externamente es un buen remedio contra la calvicie, las heridas y la dermatitis seborreica. Es antiparasitario, antineurálgico y antirreumático local.
Ramitas frescas conservadas en vinagre o aceite condimentan ensaladas y aderezos.
Se fabrican aceites, sirven para aromatizar todo tipo de comidas y se hacen infusiones.
Poniendo algunas ramas de romero en aceite de oliva se obtiene aceite de romero para condimentar. Este aceite va muy bien con aceitunas negras.
No debemos machacarlo, pues pierde el aroma rápidamente, aunque si está bien seco se puede moler.
Colocando algunas ramas en el fuego se da un sabor especial a los asados a la parrilla.
Además de como planta aromatizante, es utilizada para borduras y setos de pequeño tamaño.

Las hojas secas se incluyen en las mezclas para popurrís.

Toxicidad:
No tiene toxicidad, aunque no emplear la esencia en prostatitis, hipertensión severa o embarazo.

SAL

La sal forma parte imprescindible de la dieta, tanto por la importancia de sus funciones regulatorias de los líquidos del organismo, como por su rol en los procesos de transmisión nerviosa. Durante los últimos cuarenta años se ha estado arguyendo que la población ingiere sal en demasía y que ello tiene efectos deletéreos sobre la presión arterial.

En algunos lugares su campaña ha teniendo éxito y han logrado que se tomen medidas reglamentarias para impedir su consumo excesivo. A esta disminución forzada atribuyen resultados muy saludables. Pero otros, basados en sus propias experiencias, dudan de ellas. Como colofón, le diremos que sin sal no hay vida y que todos tenemos en nuestra sangre exactamente el mismo porcentaje de sal que existe en el océano.

Usos medicinales:
Estabiliza los latidos irregulares del corazón
Regula la presión arterial, junto con el agua
Extrae el exceso de acidez de las células del cuerpo, particularmente las células del cerebro
Equilibra los niveles de azúcar en la sangre
Genera energía hidroeléctrica en las células del cuerpo
Aumenta la conductividad en las células nerviosas para el procesamiento de la información y la comunicación
Mejora la absorción de nutrientes a través del tracto intestinal
Elimina los tapones de moco y la flema en los pulmones, en particular en el asma y la fibrosis quística
Elimina la congestión de los senos paranasales
Se comporta como un fuerte antihistamínico natural.

Usos culinarios:
Es el condimento por excelencia, presente en todo tipo de platos y parte de numerosos tipos de especias. Contribuye a la preservación de los alimentos, tanto en aspecto como en sabor. Puedes encontrarla fina y gorda, ésta última muy utilizada para platos al horno.

Sal purificada
La sal común de cocina es una sustancia obtenida a partir de la sal marina y que mediante un proceso de cristalización y secado

se la separa del resto de los componentes. Este proceso, que antaño no se realizaba, pues la gente consumía sal sin refinar, fue elaborado por los comerciantes para evitar que la sal se apelmazara en los recipientes, ya que sus propiedades higroscópicas le conferían la propiedad de absorber y retener agua.

La sal refinada, por tanto, se reconoce porque se conserva mucho tiempo suelta, pero en el proceso de purificado se pierden elementos importantes.

La sal común de mesa contiene un 99,9% de cloruro sódico. El resto suele ser yoduro de potasio (en ocasiones), azúcar para estabilizar, y como antiaglomerante químico el silicato de aluminio e incluso prusiato de sosa y elementos blanqueantes.

Sal marina pura

La sal marina sin refinar posee diferentes composiciones dependiendo de la procedencia, aunque por regla general contiene un 86% de cloruro sódico, (NaCl) y otros oligoelementos, entre ellos:

Magnesio 0,5 mg/kg

Calcio 17,1 mg/kg

Potasio 0,3 mg/kg

Sodio 34-39 mg/kg

Yodo 1,5 mg/kg

Azufre 0,4 mg/kg

También: litio, flúor, aluminio, fósforo, sílice, oro, cromo, hierro, cobalto, níquel, zinc, germanio y selenio, hasta completar 94 elementos, los mismos que contiene el agua marina y que dieron origen a la vida en La Tierra. Esto la convierte en un alimento precioso y hasta cierto punto imprescindible para la alimentación humana, siempre y cuando la tomemos sin refinar, pura.

TOMILLO
Thymus vulgaris

Botánica:

Arbusto pequeño de estatura no superior a los 25 cm. y el doble de anchura, que crece espontáneamente por laderas y terrenos aparentemente áridos y pedregosos, aunque debe estar bien drenado y rico en cal. Perteneciente a la familia de las Labiadas, tiene hojas grisáceas y flores rosadas o violáceas que brotan en verano.

Recolección:

Para plantarlo deberemos buscar un terreno arenoso, cubrirlo y trasplantarlo posteriormente al lugar definitivo en la época de calor. Si dividimos las raíces o utilizamos esquejes, estos deberán tener unos 5 cm y contener alguna yema del tallo original.

Partes utilizadas:

Las flores se recogen de junio a agosto en tiempo soleado y seco.

Composición:

Linalol, terpineol, timol, geraniol, carvacrol, flavonoides y ácidos fenólicos.

Usos medicinales:

Es el mejor antibiótico natural disponible. Es estimulante, balsámico y carminativo. Eficaz en infecciones de vías respiratorias, especialmente amigdalitis, enfisema, bronquitis y tos irritativa. Insuficiencia biliar, digestiones lentas, gases intestinales, parásitos y falta de apetito. Estimulante nervioso y cerebral, cansancio. Externamente para curar infecciones de piel, vaginitis, estomatitis y contra la caída del cabello.

Uso culinario

Posee intensas propiedades aromáticas y potencia caldos, verduras, carnes, rellenos y sopas, especialmente recetas provistas de tomate. Desde siempre, ha sido una especia muy reconocida por su capacidad de conservar los nutrientes de los alimentos a los que adereza.

Se puede preparar un ramillete de hojas de apio con hierbas aromáticas para dar sabor a la comida. El más clásico está formado por dos o tres ramitas de perejil, otras tantas de tomillo y una o dos de laurel; y según la región donde se prepare el plato, se incorporaran otras más, como albahaca, romero, estragón, etc. Este ramillete se ata con un hilo o se coloca en la parte verde del puerro, se incorpora a la cocción y se hierve con el resto de los ingredientes; para retirar justo antes de servir los platos.

Otros usos:
Es el antibiótico de elección en la homeopatía, reforzando incluso el sistema inmunitario e impidiendo las recidivas.

Toxicidad:
No tiene toxicidad.

SALVIA
Salvia officinalis

Otros nombres:
Salima fina, Hierba sagrada, Salvia común, Salvia de Castilla, Salvia de Granada, Salvia del Moncayo, Salvia fina, Salvia oficinal, Salvia real.

Botánica:
Planta perenne y muy resistente, sobre todo la variedad de hojas estrechas, pero necesita un terreno fértil, soleado y bien drenado, especialmente rico en sílice o cal. Hay que sembrarla en la estación templada y suele dar los primeros brotes en un mes. Por desgracia es una planta que se agota en pocos años, algunas apenas llegan al segundo, por lo que se hace necesario guardar las semillas o los esquejes. Si se la cuida puede dar flores todo el año.

Recolección:

El corte de la planta se hará antes de la floración y preferentemente lejos de las heladas. Para secarlas hay que procurar estirar las hojas, ya que si se enrollan se vuelven grises y se estropean. Por tanto, el secado debe ser rápido, quizá en radiador, moviéndolas de vez en cuando y deshojando las ramas después.

Partes utilizadas:
Se emplean las hojas recogidas antes de la floración, aunque hay quien recomienda después.

Composición:
Flavonoides, tuyona, polifenoles, ácido caféico y ursólico. Vitaminas y sales minerales, además de estrógenos y asparragina.

Usos medicinales:
Es estrogénica, antisudoral y eupéptica. Corrige el exceso de sudación, mejora la falta de apetito, el cansancio y la atonía gástrica, es colagoga, antiasmática y emenagoga. Empleada preferentemente por la mujer es una planta que mejora una gran cantidad de funciones femeninas, especialmente las relativas a glándulas endocrinas y genitales. El aporte de estrógenos la convierte en la planta de elección en la menopausia y la esterilidad. En uso externo es un eficaz agente para suavizar la piel y eliminar arrugas, y para lavados vaginales.

Usos culinarios:
Despide un aroma más o menos fuerte y su sabor es amargo.
Se usan para dar sabor a variados productos como embutidos o quesos, y sus flores se utilizan para conservas y mermeladas.
Las hojas sirven para preparar té y como aromatizante de la Saltimbocca y el hígado (Italia), el queso Derby de salvia, salchichas, anguilas y rellenos para gansos y cerdo (Norte de Europa).
Los franceses preparan un encurtido excelente con sus hojas.

Las hojas frescas se utilizan en la condimentación de cordero, cerdo, barbacoas, quesos, anguilas y mantequilla para espaguetis.
Se dice que es la planta típica de la cocina italiana, aunque no habría que olvidar la albahaca.

Todas las legumbres ganan en digestibilidad con unas hojas de salvia en el agua de cocción, y las zanahorias resultan más astringentes con una pizca de salvia.
Las hojas forman parte de rellenos de cerdo y ganso asados y es un ingrediente importante que disminuye el impacto de la grasa en pasteles y embutidos de cerdo.
Con las flores se puede preparar mermeladas.

Otros usos:
Se cultiva para la industria alimentaría, semillero, para la herboristería, la cosmética, la industria de los licores.
Antiguamente se decía que donde crecía la salvia había salud y de ahí su nombre. Ciertamente es una planta muy equilibradora del organismo. La esencia, por su contenido en tuyona, implica que sea recomendada solamente por un experto.

Toxicidad:
No tiene toxicidad, pero no emplear en el embarazo o la lactancia por su contenido en hormonas.

VAINILLA
Vanilla planifolia

Otros nombres:
Náhuatl (flor negra), totonaco.

La vainilla, miembro de la familia de las orquídeas, posee flores amarillas verdosas.
Sus frutos, de entre 15 y 30 cm de largo, se parecen a las vainas de espadas. Se considera que las semillas de frutos fragantes son dispersadas por murciélagos.

Composición:
Posee antioxidantes, hidroxibenzaldehido y eugenol.

Recolección:
La especie principalmente recolectada es Vanilla planifolia, aunque también se utilizan otras, como Vanilla pompona y Vanilla tahitiensis.

Usos medicinales:
La vainilla tiene propiedades antidepresivas debido al hidroxibenzaldehido. Eleva el ánimo, contrarresta la melancolía y la tristeza.
Externamente es analgésica y aséptica muy utilizada en odontología y para elaborar productos como pasta de dientes, colutorios, etc.

Usos culinarios:
Como saborizante dulce.
La industria agroalimentaria representa entre el 80% y el 85% de la demanda mundial. Incluye la chocolatería industrial, la heladería, y las gaseosas, entre ellas la Coca-Cola.
La vainilla se utiliza también en cremas, pasteles y otras preparaciones culinarias caseras, añadiendo un poco de esencia o cocinando las vainas en el caldo del preparado.
Se puede obtener un aroma más fuerte cortando las vainas por la mitad; en este caso, los pequeños granos negros que se encuentran en el interior liberan su aroma. Entre las recetas se pueden destacarlos flanes, los gofres, la crema pastelera y el ron de vainilla.

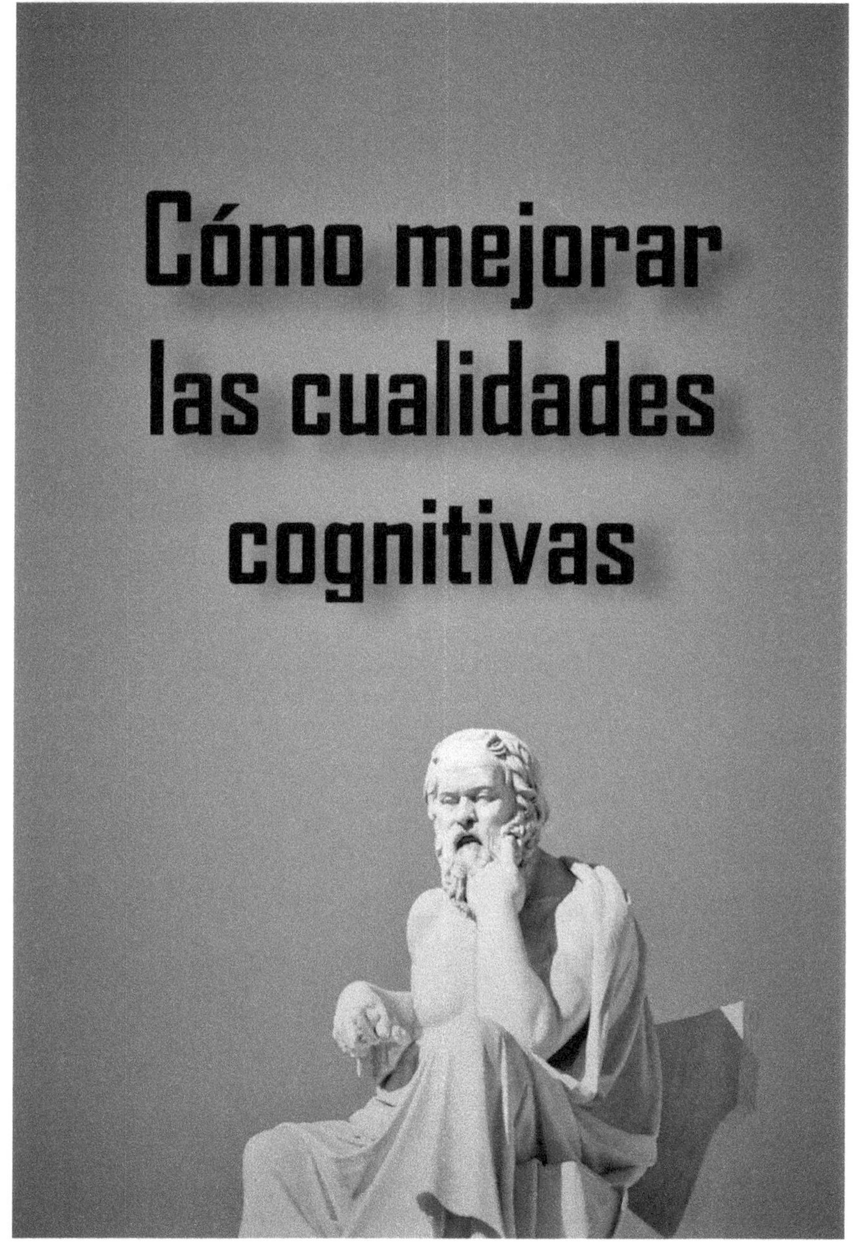
Cómo mejorar
las cualidades
cognitivas

Curso
MEDICINA
ANTIENVEJECIMIENTO

Adolfo Pérez Agustí

Editorial Academia

EDICIONES MASTERS

CURSO FORMATIVO

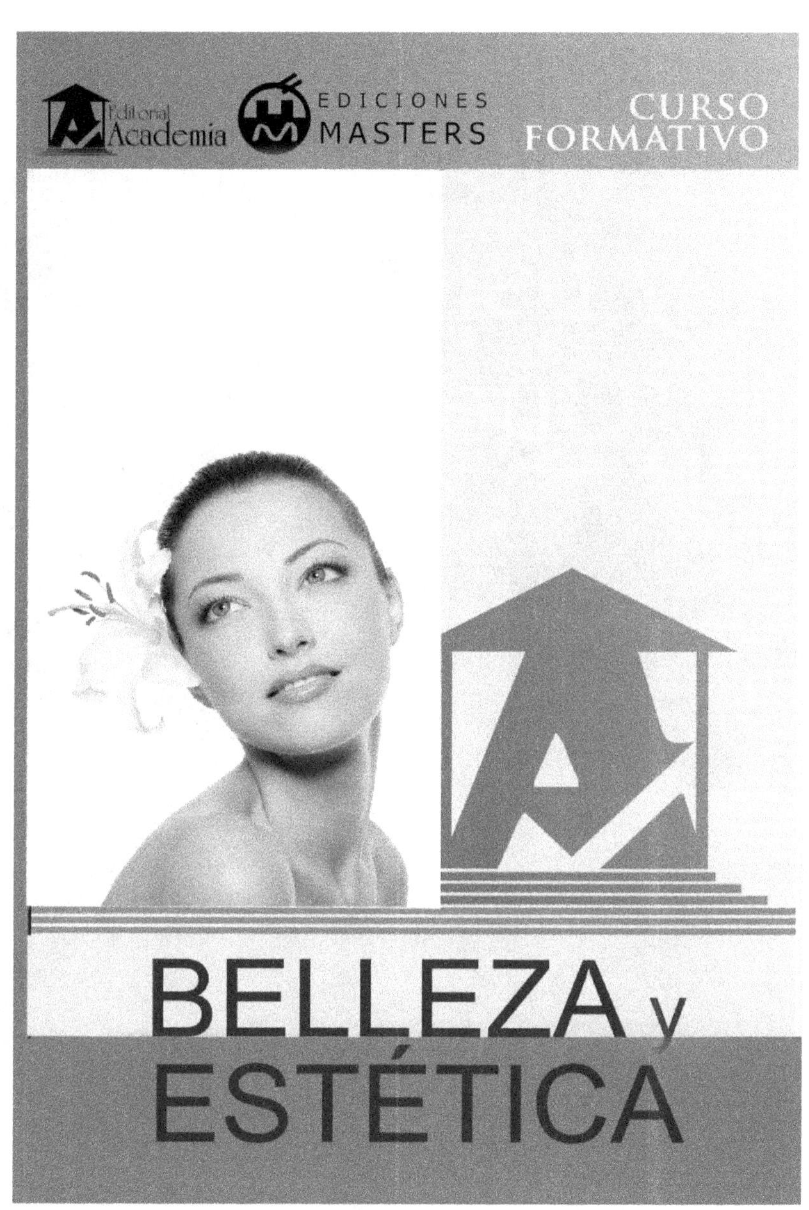

BELLEZA y ESTÉTICA

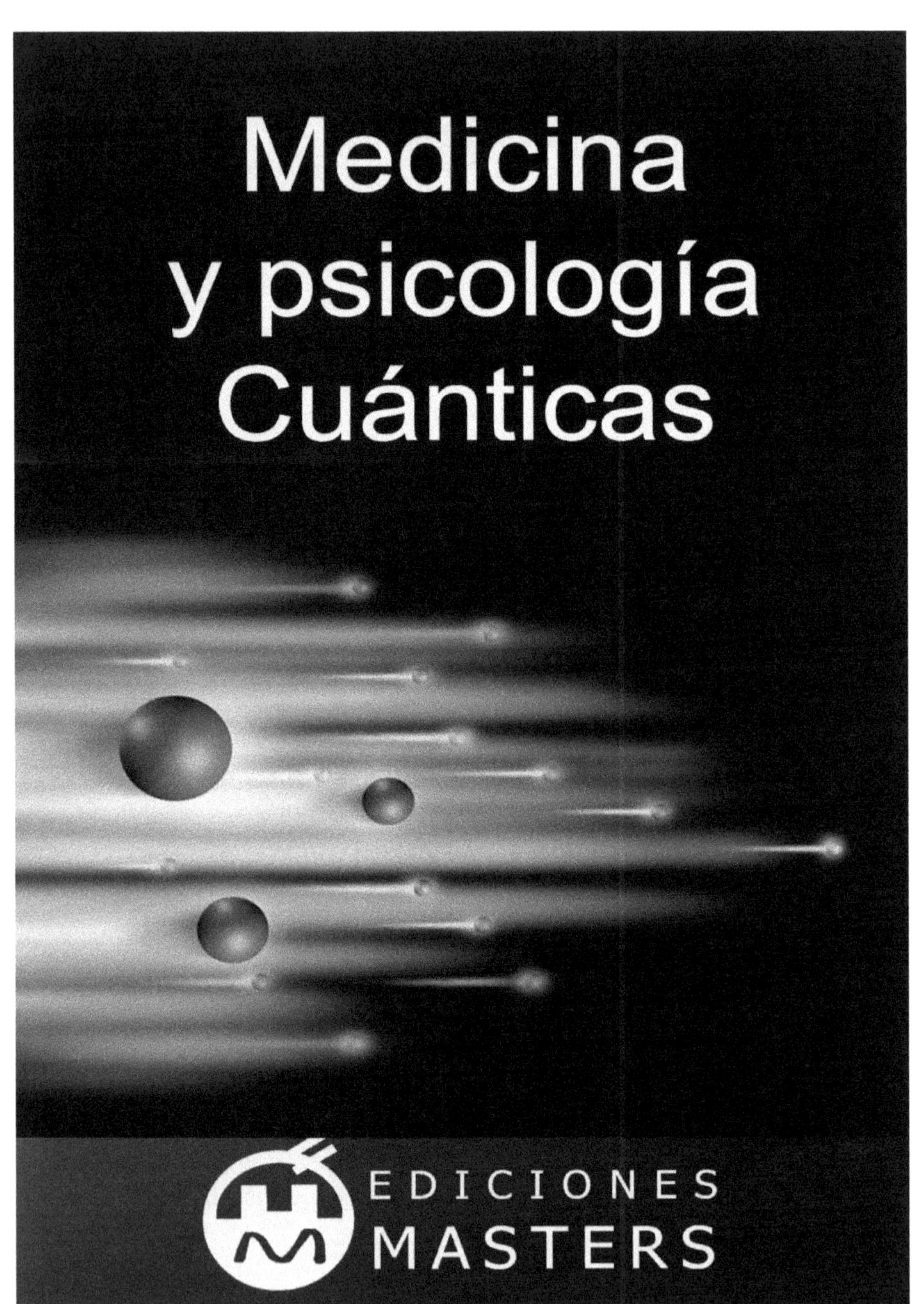

Medicina
y psicología
Cuánticas
EDICIONES
MASTERS

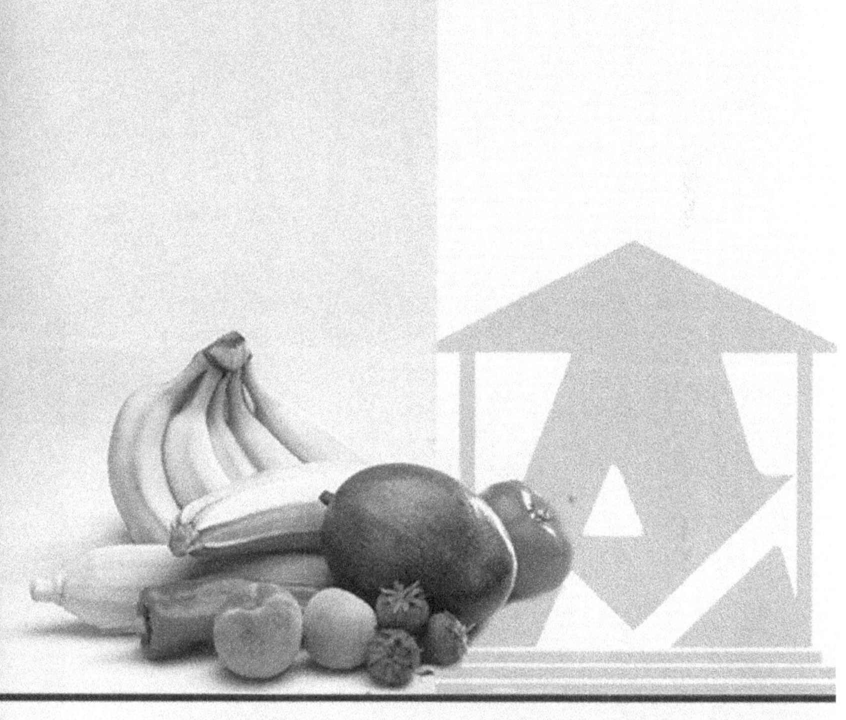

NUTRICIÓN Y DIETÉTICA

Perfeccionamiento del idioma

español